Benjamin Paul Iddings

Endlich dünn! Abschied von 75 ungeliebten Kilos

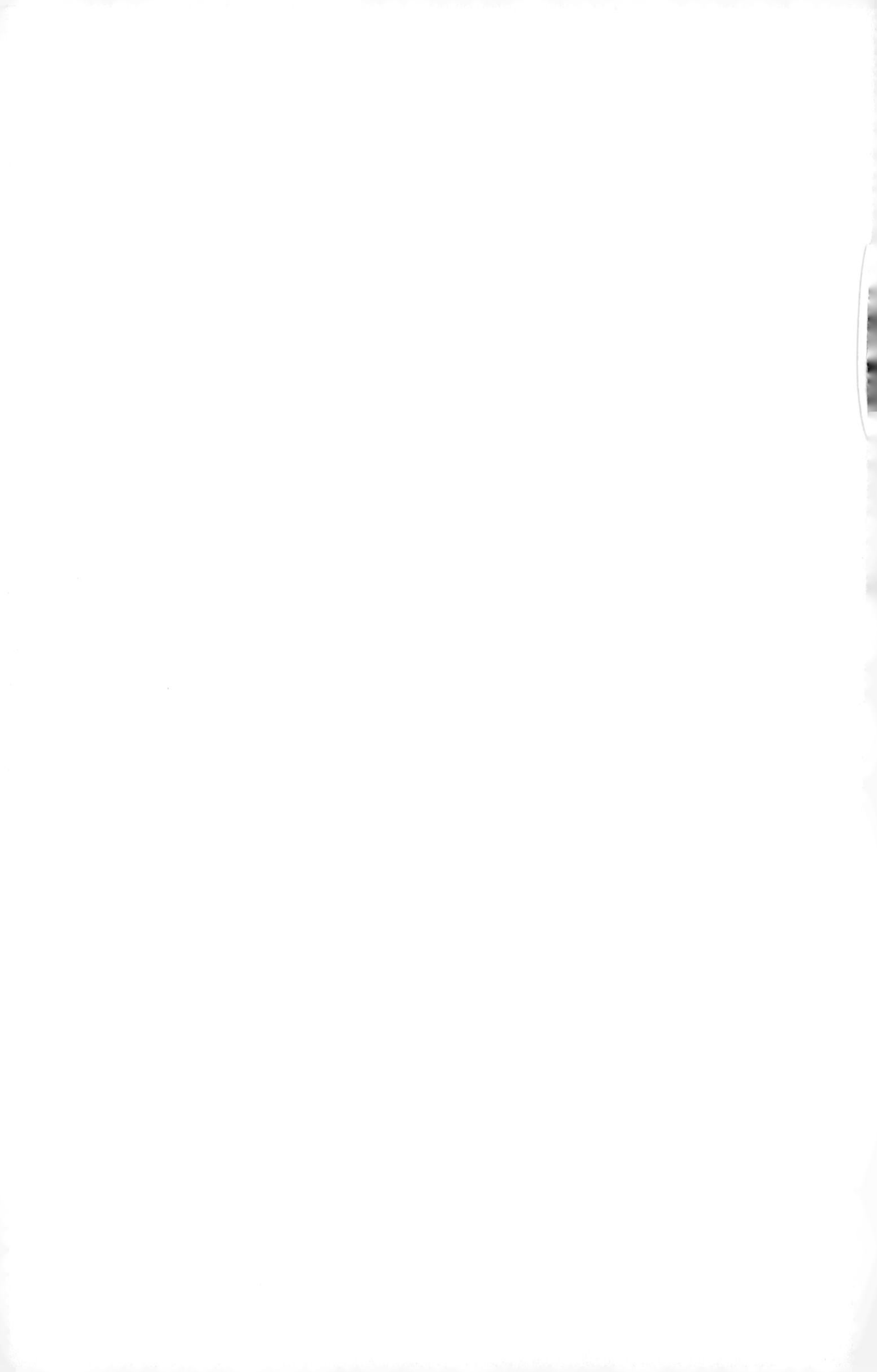

Benjamin Paul Iddings

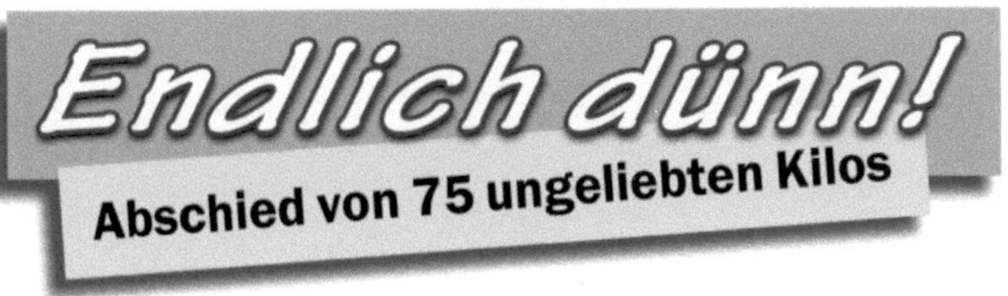

MENANDER Verlag

Bibliografische Information der Deutschen Bibliothek:
Die Deutsche Bibliothek verzeichnet diese Publikation in der Deutschen Nationalbibliografie; detaillierte bibliografische Daten sind im Internet über http://dnb.ddb.de abrufbar.

4. Auflage 2015

MENANDER Verlag

ISBN 978-3-944584-02-7
www.menander-verlag.de
Umschlaggestaltung: Heiko Kottke, Dipl. Designer, Braunschweig
Fotos: Benjamin Paul Iddings
Druck: BoD GmbH, Norderstedt

Für all die Ärzte
in den Adipositaszentren
Deutschlands,
die Menschen wie mir
ein neues Leben schenken

Inhalt

Vorwort

Drei von vier Deutschen haben ein Problem. Wenn sie am Morgen auf die Waage steigen, sind sie entsetzt: Schon wieder zugenommen!

Drei von vier Bundesbürgern haben Übergewicht. Der eine mehr, der andere weniger.

In vielen Fällen ist es nur ärgerlich, in den meisten Fällen jedoch gefährlich: jedes Übergewicht hat seine problematischen gesundheitlichen Auswirkungen: Gefahr einer Diabetes, eines bedrohlichen Bluthochdrucks und anderer Dinge, auf die man eigentlich gerne verzichten würde. Und dann: Dem Entsetzen auf der Waage folgt sehr schnell der Schock vor dem Spiegel. In unserem Kulturkreis gilt - zu Recht oder Unrecht - eben nach wie vor nur der schlanke Mensch als schön. Und so mischen sich Wut mit Eitelkeit und dem immer dringenderen Wunsch, etwas gegen das Übergewicht zu tun.

Wie viel Rezepte gegen das Übergewicht mag es inzwischen geben? Das Ergebnis fast aller dieser Rezepte führt zum Jo-Jo- Effekt, das wissen wir alle, die es schon versucht haben: Mit großer Disziplin nimmt man ab, um wenig später umso mehr wieder zuzunehmen.

Umso eindrucksvoller ist es, wenn es Menschen gelingt, nicht nur ein paar Pfunde loszuwerden, sondern gleich anderthalb Zentner. Und zwar dauerhaft. Der Autor dieses Buches hat das geschafft. Die Schilderung seines Kampfes gegen das Fett hält den Leser regelrecht in Atem: Schafft er es? Schafft er es nicht? Und diesen Kampf nahezu minutiös zu verfolgen liest sich spannend wie ein Krimi.

Ganz nebenbei lernt man hier in diesem Buch vieles und sehr Wichtiges und Praktisches über Ernährung, über Essen und über die Chance, mit Hilfe der Medizin und festem Willen ein großes Problem nachhaltig in den Griff zu bekommen.

Selten gibt es Menschen, die in solcher Offenheit und Anschaulichkeit über ihre Gewichtsprobleme berichten. Es ist schon eine ungewöhnliche Erfahrung, einen in aller Offenheit geschilderten Lebenslauf von 70 kg bis 156 Kilogramm und zurück tabellarisch nachverfolgen zu können. Zudem verfügt der Autor über die Fähigkeit, auch relativ komplizierte medizinische Vorgängen einfach und verständlich zu erklären. Wer es Medizinischer wünschte: Im Nachwort von Dr. med. Hinrich Köhler kommt ein Fachmann zu Worte, der die anschaulichen Darstellungen des Patienten aus der Sicht seines Arztes sachkundig vervollständigt. Ein umfangreiches Verzeichnis einschlägiger Institutionen macht aus dem Band ein informatives Kompendium für alle diejenigen, die dem Autor nacheifern wollen. Ihnen kann man nur guten Appetit beim Lesen dieses ungewöhnlichen Buches wünschen.

Prof. Dietrich Ratzke

Wehrheim im Taunus
Im März 2013

Einführung

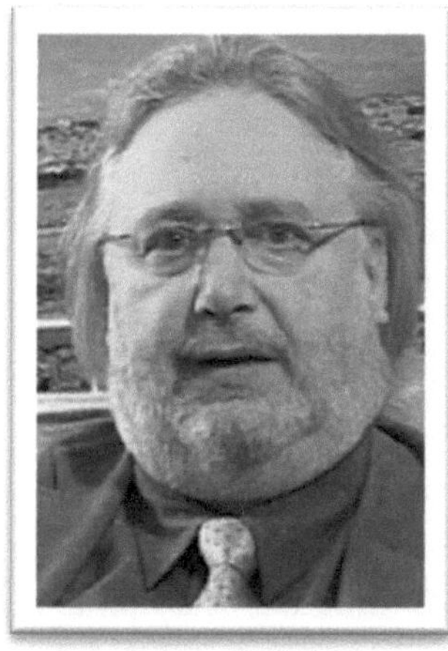

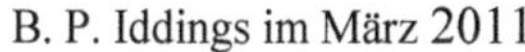

B. P. Iddings im März 2011

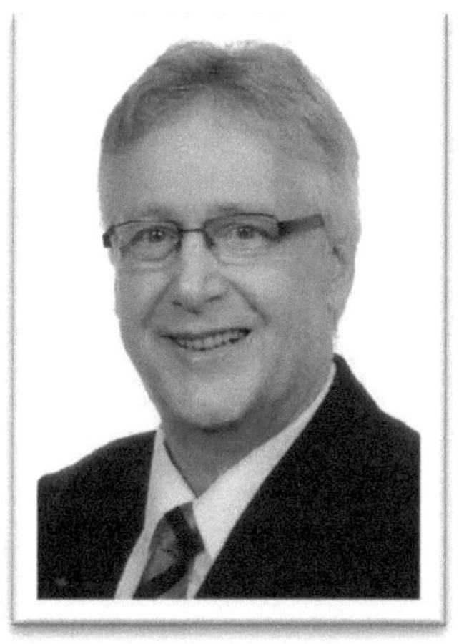

...und im Juni 2012

„Dauerhaft und gesund abnehmen", „Der ruck-zuck-Bauch-weg-Plan", „Die Super-Diät-Pille", „Die Heilkraft des Fastens", „Abnehmen ohne hungern"...

Ich kenne sie alle, diese Slogans, die mir versprechen, dass ich mein Übergewicht verlieren kann, wenn ich nur ein paar Euro in das jeweilige Angebot investiere. Einiges davon habe ich im Laufe der Jahre tatsächlich ausprobiert, - leider immer ohne durchschlagenden Erfolg. Als ehemaliger 156 Kilo-Mann kann ich sagen, dass ich die Probleme, die Träume und auch die Verzweiflung der Dicken gut kenne. Ich kenne die hauszeltartige, wallende Kleidung, mit der ich versuchte etwas zu kaschieren, was nicht mehr zu verbergen war. Ich kenne die Stühle, die entweder unter meinem Gewicht zusammenbrachen oder mit ihren Armlehnen beim Aufstehen an meinem Allerwertesten hängen blieben. Sie sind mir noch im Ohr, die dämlichen Bemerkungen und gehässigen Spitzen einiger Mitmenschen bezüglich meiner Leibesfülle. Ich erinnere mich ungern an die Probleme in der Economy-Class eines Billigfliegers, in dem ich während des Fluges die viel zu enge Toilette aufsuchen musste. Unvergessen ist auch die Kurzatmigkeit im heimischen Treppenhaus, wenn ich nicht nur mich selbst, sondern auch noch die vollen Einkaufstaschen in die Wohnung nach oben schleppen musste. Und über das Sexualleben eines Dicken will ich mich erst gar nicht äußern.

Eines möchte ich an dieser Stelle allerdings klar und deutlich sagen: Dieses Buch beschreibt kein Patentrezept zum Abnehmen für jedermann. Dies ist auch keine neue Wunder-Diät mit zweifelhafter Erfolgsgarantie. Aber es ist ein realistischer Weg für Menschen mit einem Body Maß Index (BMI) jenseits der 35, ihre Gewichtsprobleme endlich in den Griff zu bekommen. Und es ist meine Geschichte, - eine phantastische Geschichte, an deren Ende ich sage und schreibe 150 Pfund abgenommen habe, wieder Sport treiben-, Fahrrad fahren- und das Leben in jeder Beziehung wieder genießen kann.

In meiner Geschichte verabschieden sich die vielen kleinen pharmazeutischen Lebenshelfer, die ich seit Jahren täglich schlucken musste auf nimmer Wiedersehen und der Kollege Depression sucht, zu Tode erschreckt, das Weite. Dies ist die unglaubliche Geschichte über die unerwartete Rückkehr einer lange als vermisst geltenden Freundin von mir, - der Lebensqualität! Ich bin unendlich dankbar, dass sie sich nach so vielen Jahren wieder zurückgemeldet hat. Deshalb möchte ich mit diesem kleinen Buch den Menschen, die es angeht, Mut machen.

An den Anfang habe ich einige Anekdoten aus meiner Zeit als Dicker gestellt. Wenn ich mich heute an diese Vorkommnisse erinnere, kann ich mir ein Schmunzeln nicht verkneifen, doch damals, in der konkreten Situation, fand ich das alles nur sehr bedingt komisch. Sehr oft habe ich in solchen Fällen – mehr oder weniger gezwungenermaßen – gute Miene zum bösen Spiel gemacht.

Im Hauptteil des Buches gibt es interessante und wichtige Tipps rund um das Thema Magenbypass-Operation. Du wirst teilhaben an meinen ganz persönlichen, subjektiven Empfindungen auf dem Weg in ein neues Leben. Zusätzlich lasse ich aber auch kompetente Fachleute zu Wort kommen, die mit seriösen Hinweisen und Informationen hilfreich sein können.

Zum Schluss möchte ich dich dann noch mit ein paar lustigen Geschichten, die ich nach 150 Pfund Gewichtsverlust als „Dünner" erlebte, ermutigen, selbst eine Entscheidung für dein weiteres Leben zu treffen. Du wirst es nicht bereuen. Let´s go!

Benjamin Paul Iddings

Von fetten Säcken und Fehleinschätzungen

Wenn ich mich bei der Morgentoilette so im Spiegel betrachtete, fand ich mich eigentlich gar nicht so dick. Irgendwie sah ich aus wie immer, - Benny eben. Ok, das Gesicht wirkte ein bisschen füllig und dadurch der Hals ein wenig kurz. Das heißt, eigentlich gab es den Hals gar nicht mehr. Es sah schon irgendwie so aus, als ob der dicke Kopf direkt auf den dicken Rumpf aufgesetzt wäre. Benjamin, das halslose Ungeheuer. Ha, ha…

Na gut, - ich war mittlerweile 59 Jahre alt und bei 156 Kilo Lebendgewicht kann das schon mal sein. Das große Fettpolster jedenfalls, das unter meinem Kinn bedrohlich nach Doppelkinn aussah, hatte ich durch meinen Vollbart einigermaßen erfolgreich kaschiert. Da mein Spiegelbild auf Grund der baulichen Gegebenheiten unseres Badezimmers ohnehin kurz über der Brust endete, sah das doch gar nicht so schlimm aus, versuchte ich mir mein fettes Äußeres schönzureden. Die meisten meiner Freunde und Bekannten meinten ohnehin, dass ich irgendwie „gemütlich“ aussehen würde. Gemütlich klingt doch eigentlich ganz lieb, oder? Allerdings hatte mir die eine- oder andere Äußerung meines geliebten Eheweibes in der jüngsten Vergangenheit doch zu denken gegeben.

Wahrscheinlich, um mir meine Beobachtungen im morgendlichen Badezimmerspiegel bestätigen zu lassen (so schlimm sehe ich ja gar nicht aus), hielt ich gelegentlich Ausschau nach – wie ich meinte – wirklich Dicken. Also, wenn ich in der Stadt, oder auf dem Markt einen meiner Meinung nach wirklich sehr korpulenten Mann entdeckte, flüsterte ich, nach Bestätigung lechzend, einigermaßen unauffällig zu meiner Gertraud:

„Guck dir mal den fetten Sack da an. Unglaublich! So möchte ich nun wirklich nicht aussehen."

Mein Schatzilein sah mich dann in aller Regel recht mitleidig an. Sie antwortete mit einem schlecht versteckten und daher nicht zu übersehenden Grinsen:

„Tust Du auch nicht, mein Herzblatt, denn dann müsstest Du wahrscheinlich erst mal etwas abspecken. Ich schätze so 15 bis 20 Kilo."

Ich mochte diesen widerlich sarkastischen Unterton in ihrer Stimme nicht und entgegnete pikiert:

„Also bitte! Ich bin doch wohl nicht so fett, wie dieser Kerl da!?"

„Nein nein, mein Schatz. So fett wie der bist du nicht. Du bist deutlich dicker."

Tief getroffen und auch ein bisschen gekränkt hielt ich nach derartig charakterlosen Äußerungen meist sofort beleidigt die Klappe und betrachtete bei nächster Gelegenheit heimlich mein Spiegelbild in einer Schaufensterscheibe. Die ungewohnte Perspektive des Blickes auf die ganze Fülle meiner stattlichen Erscheinung erschreckte mich immer wieder aufs Neue. So verkniff ich mir dann auch in der Zukunft meine unpassenden Bemerkungen über andere Dicke. Schließlich bin ich ja lernfähig!

Das Schwingstuhl-Desaster

Um einige Dokumente beurkunden zu lassen, begab ich mich vor einiger Zeit – noch als 156-Kilo-Mann – in die Kanzlei eines hiesigen Notars. Die freundliche junge Dame am Empfang hatte mich, gemeinsam mit einer Tasse lauwarmen Kaffees, in einem großen Besprechungsraum geparkt, in dem viele Regale mit unzähligen dicken Gesetzesbüchern und ebensolchen juristischen Kommentaren von der Seriosität und Fachkompetenz der hier arbeitenden Menschen zeugte. Ein großer, rechteckiger Tisch, um den herum mindestens zwanzig dieser modernen, verchromten und gut gepolsterten Designer-Schwingstühle gestellt waren, signalisierte jedem Besucher, dass hier unglaublich wichtige Besprechungen und Meetings stattfinden mussten. Und in diesem beindruckenden Raum würde mich gleich seine Exzellenz, der Herr Notar, höchstpersönlich empfangen. Nun denn.

Ich hatte an der linken Ecke des langen Tisches auf einem dieser bequem aussehenden Schwingstühle Platz genommen und trank von meinem Kaffee, bevor der endgültig völlig kalt wurde. Nachdem ich die Tasse zurückgestellt hatte, lehnte ich mich in dem elegant nach hinten frei schwindenden Stuhl, faltete die Hände im Nacken zusammen und streckte mich entspannt. Wenn sich allerdings 156 Kilo auf einem für normale Durchschnitts-Mitteleuropäer konzipierten Schwingstuhl zu sehr nach hinten lehnen, kann das unter Umständen katastrophale Folgen haben. So auch in meinem Falle.

Es dauerte freilich einige quälend lange Sekunden, bis ich überhaupt registrierte, dass mein Sitzmöbel den Punkt bereits überschritten hatte, an dem es normalerweise die nach hinten gerichtete Schwingbewegung abfangen- und in eine nach vorne gerichtete umwandeln sollte. Mein Stuhl tat das nicht. Er setzte die nach hinten gerichtete Bewegung einfach über diesen „Point of no Return“ fort. Als ich das bemerkte, war es für eine schnelle, das Unglück verhindernde Gewichtsverlagerung durch mich längst viel zu spät. So dauerte es denn auch einige quälend lange Sekunden, bis ich endlich, rücklings durch mein Körpergewicht in den Stuhl gepresst, mehr liegend als sitzend, den Kopf nach hinten hängend, mit der rückwärtigen Kante, die sich aus Sitzfläche und Lehne des zusammenbrechenden Stuhls bildete, den Fußboden erreichte und so die weitere, nach hinten gerichtete Abwärtsbewegung jäh gestoppt wurde. Ein Filmregisseur hätte den Ablauf der Ereignisse nicht besser inszenieren können, denn genau in diesem hochpeinlichen Augenblick betrat der Herr Notar den Raum.

„Ihr Stuhl…“, versuchte ich – wahrscheinlich mit hochrotem Kopf – die Schuld an dem Desaster von mir weg zu schieben. „…er ist wohl nicht ganz in Ordnung gewesen.“

„Um Gottes Willen“, bemühte der Jurist unseren Schöpfer, reichte mir in meiner misslichen Lage die Hand und zog mich aus dem kaputten Stuhl hoch.

„Ich weiß auch nicht, - ich hab´ mich nur ein wenig angelehnt und schon klappte er nach hinten zusammen. Komisch…“

„Hauptsache, es ist Ihnen nichts passiert“, entgegnete der sichtlich berührte Notar, der wahrscheinlich froh war, dass ich nicht zu jenen Zeitgenossen gehörte, die wegen jeder Kleinigkeit einen Schadensersatzprozess anstrengen. „Soll ich Ihnen einen anderen Stuhl bringen lassen?"

„Nein, nein, - ich nehme diesen hier. Es werden ja nicht all Ihre Stühle defekt sein", erwiderte ich jovial, während ich mir einen anderen Stuhl heranzog. Allerdings achtete ich nun unauffällig darauf, dass ich mich möglichst weit vorne auf die Stuhlkante setzte, wo nach menschlichem Ermessen nichts mehr passieren konnte.

Spieglein, Spieglein…

Gelegentlich wurde ich aber auch auf andere-, ebenso drastische Art auf meine Fettleibigkeit aufmerksam gemacht. So erinnere ich eine Situation, in der mein geliebtes Weib sich einen neuen Badeanzug kaufen wollte und deshalb meine Anwesenheit als Ratgeber und Begutachter selbstverständlich zwingend erforderlich war. Ich muss gestehen, dass ich kein Freund solcher Einkaufstouren bin, aber als guter Ehemann ließ ich mich von der absoluten Notwendigkeit meiner Anwesenheit überzeugen. Schon war die beste aller Ehefrauen mit einigen Badeanzügen, die wir zuvor gemeinsam ausgesucht hatten, in einer Umkleidekabine verschwunden. Ich hatte genau gegenüber auf einem Hocker Platz genommen, weil das lange Herumstehen bei 156 Kilo Körpergewicht bereits nach wenigen Minuten sehr anstrengend sein kann. So wartete ich denn geduldig auf das Zeichen meiner Frau, damit ich gegebenenfalls sofort meinen Kopf in die Umkleidekabine stecken konnte, um den ersten Badeanzug an ihrem ehemals elfenhaften Körper zu begutachten. Als ich dort also wartend herumsaß, schaute ich mich gelangweilt um. Links von mir wühlte sich eine junge Mutter durch einen langen Ständer mit Bikinis, während ihre beiden Kleinkinder zwischen den Auslagen herumtollten. Dann schaute ich relativ teilnahmslos zur anderen Seite und entdeckte in geringer Entfernung einen großen Ganzkörperspiegel, der vielleicht in einem Winkel von 40 oder 50 Grad in eine andere Richtung der Abteilung zeigte. Meine apathische Teilnahmslosigkeit wich augenblicklich menschlicher Neugier, als meine Augen in diesem Spiegel einen weiteren Spiegel entdeckten, der mir die Rückfront eines sehr fetten Mannes zeigte, der mitten zwischen den Auslagen saß.

„Was für ein fetter, alter Sack“ dachte ich. „Das sieht ja wirklich unmöglich aus, wenn solche wandelnden Speckrollen als Monumente ungesunder Lebensweise auf die normale Menschheit losgelassen werden“. Ich musste grinsen und kratzte mich, einem Reflex folgend, am Kopf. Doch was war das? Der Fettsack kratzte sich ebenfalls am Kopf! Im Bruchteil einer Sekunde hatte diese grauenvolle Befürchtung Besitz von meinem Kopf ergriffen. Ich starrte wie elektrisiert in den Spiegel. Der Dicke bewegte sich keinen Millimeter. Sehr langsam und ohne Aufsehen zu erregen hob ich meinen Arm und machte zwei- oder drei kleine, winkende Bewegungen. Als der dickliche Kerl tatsächlich synchron dasselbe tat, wurde mein schrecklicher Verdacht augenblicklich zur unbarmherzigen Gewissheit: Der Fettsack, den ich gerade durch diese zwei Spiegel beobachtete, war ich selbst!

Badewannenlift vs. Abnehmen

Ein anderes kleines Erlebnis zeigte mir genauso drastisch, dass bezüglich meines Gewichtes etwas aus dem Ruder gelaufen war. Wir hatten gerade unsere neue Wohnung bezogen und ich war sehr glücklich darüber, dass sie auch über ein sehr schönes Badezimmer mit einer großen Badewanne verfügte. Es war an einem Samstagmorgen und meine zauberhafte Ehefrau schlief noch tief und fest. Ich liebe nicht nur sie, sondern auch die frühen Morgenstunden, wenn die Vögel langsam mit ihrem Gesang beginnen und man nur hin und wieder das leise Geräusch eines vorbeifahrenden Autos erahnt. Das Wissen, dass die meisten Menschen noch schlafen, vermittelt mir ein Gefühl unsagbaren Friedens und himmlischer Ruhe. So erlebe ich den beginnenden Tag dann immer in einer wunderbaren, herrlichen Intensität, für die ich meinem Schöpfer von Herzen dankbar bin.

An diesem Morgen bereitete ich mir alles für ein behaglich entspannendes Badefest im neuen Heim vor. Auf den Hocker neben der Wanne legte ich die Zeitung in Griffweite und stellte einen großen Pott Kaffee dazu. Dann holte ich einige Kerzen aus dem Wohnzimmer und stellte sie auf dem Waschtisch. Ihr flackerndes, warmes Licht verzauberte den Raum im Halbdunkel des jungen Tages auf unbeschreiblich wunderbare Weise. Als dann das wohltemperierte Wasser die Wanne langsam füllte und ich noch einen ordentlichen Schuss dieses himmlisch nach Lavendel duftenden Bade-Öls hinzu gab, war meine Vorfreude beinahe ins Unermessliche gestiegen. Es war angerichtet! Es konnte beginnen!

So stieg ich denn vorsichtig hinein. Wie immer hatte ich im ersten Moment den Eindruck, dass das Wasser viel zu heiß sei. Natürlich wusste ich genau, dass diese Empfindung an Füßen und Unterschenkeln bereits nach nur wenigen Augenblicken verschwand und sich die Temperatur sehr schnell als überaus angenehm herausstellen würde. So war es denn auch an diesem Morgen und vorsichtig ging ich in die Hocke, um dann meine 156 Kilo, so gut es eben ging, links und rechts am Wannenrand abstützend, zu Wasser zu lassen. Als dann allerdings beim vorsichtigen Übergang von der Hocke in die Sitzposition der Schwerpunkt von den Füßen auf die Arme überwechselte, versagten sämtliche dort positionierten- und leider völlig untrainierten Muskelgruppen schlagartig ihren Dienst und mein schwerer Körper platschte, der Erd-Gravitation folgend, die verbleibenden vielleicht 20 cm bis zum Wannenboden ins Wasser. Wie ein frisch gekalbter Eisberg löste ich so einen Mini-Tsunami-, und daraus resultierend fast zeitgleich eine großflächige Überschwemmung des Badezimmers aus.

Als ich mich von diesem Schrecken einigermaßen erholt hatte und bemerkte, dass mein nicht zu übersehender Bauch deutlich aus dem verbliebenen Wasser herausragte, - ja sogar die Höhe des Wannenrandes übertraf, wurde mir unvermittelt klar, warum sich ein großer Teil des Badewassers nun nicht mehr an seinem eigentlichen Bestimmungsort befand: Die Wanne in meinem neuen Badezimmer war deutlich kleiner, als die in der vorigen Wohnung. Zu allem Überfluss (was für ein Wort in Anbetracht der Situation) war die auf dem Hocker liegende Zeitung durch die Flutwelle völlig durchnässt und nicht mehr zur entspannten Lektüre geeignet. Gott sei Dank hatte die Tasse mit dem Kaffee keinen Schaden genommen. Na gut, - passiert ist passiert, da kann man nichts mehr dran ändern. Der Fußboden war ja gefliest und zum Flur hin gab es eine Schwelle. Also, - kein Grund zur Aufregung – dachte ich und beschloss, den schlechten Start meines Badevergnügens einfach zu ignorieren und mich – so gut es eben ging, den Badefreuden hinzugeben. Ohne zu ahnen, dass mein eigentliches Badewannentrauma erst noch beginnen sollte, nahm ich einen großen Schluck Kaffee, schloss die Augen und lehnte mich entspannt zurück.

Nach vielleicht 15 Minuten verspürte ich dann allerdings den Wunsch, die Wanne zu verlassen. Ich setzte mich auf, stützte mich wieder mit beiden Händen an den Wannenrändern ab und versuchte mich, mit denselben untrainierten Armen, die bereits vorhin ihren Dienst versagt hatten, hochzudrücken. Da bewegte sich nichts. Absolut gar nichts! Es war beinahe so, als ob in meinen Armen überhaupt keinerlei Muskeln vorhanden wären. Es waren genau diese vielleicht 20 Zentimeter, die ich vorhin beim Einstieg in die Wanne geplumpst war, die ich nun in die andere Richtung nicht überwinden konnte. Da saß ich jetzt und suchte krampfhaft nach einer Möglichkeit, mich aus dieser misslichen Lage zu befreien. Am Fußende befand sich die Badarmatur, an der ich mich festhalten und hochziehen könnte. Diesen Gedanken verwarf ich dann aber doch wieder, da ich befürchtete, dass ich mit meinen 156 Kilos den Wasserhahn aus der Wand reißen könnte. Das Gleiche galt für den Waschtisch, dessen Rand ich aus meiner Position erreichen konnte. Was also tun? Ich versuchte innerlich ruhig zu bleiben und mich umzudrehen, um in den Vierfüßlerstand zu kommen. Das gelang leider nicht. Es war mir, aufgrund meiner Leibesfülle und der chronischen Rückenbeschwerden, einfach nicht möglich, mich entsprechend zu bewegen.

Plötzlich, wie aus heiterem Himmel, überwältige mich ein mächtiges, klaustrophobisches Angstgefühl. Wie ein hilflos auf dem Rücken liegender Maikäfer begann ich laut um Hilfe zu rufen. Als ich bereits fürchtete, den Rest meines Lebens in dieser schrecklichen Lage verbringen zu müssen und über dieser Vorstellung fast ohnmächtig wurde, öffnete sich die Tür und die Rettung nahte in Gestalt meines geliebten, noch ziemlich verschlafenen Eheweibes, die erstaunt fragte:

„Was ist denn los? Warum schreist Du denn so?"

Die Antwort auf ihre Fragen signalisierten ihr ganz zweifelsfrei ihre inzwischen patsch-nassen Füße: Ihr Lieblingsmann hatte ganz offensichtlich das heimische Badezimmer geflutet und so schob sie die wohl eher rhetorisch gemeinte Frage „Was hast Du gemacht?" hinterher. Einige werden jetzt vielleicht denken, dass das eine dämliche Frage war, denn es war ja zweifelsfrei zu sehen, was ich gemacht hatte: Ich hatte das blöde Badezimmer geflutet! Doch zu ihrer Ehrenrettung muss ich sagen, dass sie eigentlich nur wissen wollte, was mit mir los war.

„Ich komme aus dieser doofen Wanne nicht mehr raus! Du musst mir irgendwie helfen!"

An meinen Augen erkannte sie sehr schnell, dass es mir verdammt ernst war und so verkniff sie sich für dieses Mal ihre normalerweise üblichen, kleinen sarkastischen Bemerkungen. Zuerst versuchte sie mich hochzuziehen, was allerdings damit endete, dass ich sie beinahe zu mir in die Wanne hereinzog. So ging es also nicht! Dann hatte sie die rettende Idee. Sie beugte sich über die Wanne und stützte sich auf dem gegenüberliegenden Wannenrand ab. An dem so über mir entstandenen, menschlichen Rundbogen konnte ich mich nun hochziehen und es gelang mir, mich aufzurichten.

Ganz ehrlich, - ein solches, fast ohnmächtig machendes Gefühl der Platzangst, wie an jenem Morgen in der Badewanne, hatte ich bisher noch nie erlebt. So wurde die beste aller Ehefrauen denn auch zu meiner Retterin und durch ihr Eingreifen entging ich dem schrecklichen Schicksal, den Rest meines Lebens in einer schnöden Badewanne verbringen zu müssen. Das mag vielleicht ganz lustig klingen, doch wie oft kann man in Zeitungen lesen, dass Menschen tot in ihrer Badewanne aufgefunden wurden, weil sie sich nichtmehr allein daraus befreien konnten. Heute weiß ich, dass – und wie so etwas möglich ist. Seit diesem für mich sehr einschneidenden Erlebnis begannen zwei Gedanken in meinem Kopf regelrecht miteinander zu kämpfen:

„Du brauchst unbedingt einen Badewannenlift" vs. „Du musst unbedingt abnehmen".

Wenn Krankheiten zum Thema Eins werden

So hatte sich mit zunehmendem Übergewicht und den daraus resultierenden gesundheitlichen Beschwerden eine - wie ich fand – grässliche Unart in mein Leben eingeschlichen, die mir schon bei meinen Eltern und ihren Freunden aufgefallen war: Das ständige Reden über Krankheiten und Gesundheitsprobleme.

„Hallo Erich! Schön dich zu sehen. Wie geht es dir denn so?"

„Ach, - es geht so, - na ja, - Du weißt ja, meine Prostatabeschwerden sind…"

„Ja, ja, das kenne ich auch! War gerade neulich beim Arzt und der sagte mir, dass meine Rückenbeschwerden vom vielen Sitzen kommen. Alles ist verspannt und verhärtet, und ich solle mich mehr bewegen. Der spinnt doch. Bei mehr Bewegung tun mir die Knie höllisch weh und ich kann…"

„Entschuldige, dass ich dich unterbreche, aber die Schmerzen in meinen Knien habe ich mit einem alten Hausmittel meiner Tante Erika behandelt. Ich schicke dir die Rezeptur mal per Mail. Hat wirklich geholfen. Wie geht es denn deiner Frau?"

„Ganz gut. Na ja, du weißt ja, ihre Diabetes macht…"

„Ja, ja. Ich weiß Bescheid. Sie sollte wirklich ein wenig abnehmen. Dann werden die Blutzuckerwerte automatisch besser. Na ja, ein bisschen Disziplin ist dazu schon notwendig."

„Du hast gut reden, - sie hat doch diese blöde Insulinresistenz. Ach übrigens, - mein Arzt sagte mir neulich, dass ich jetzt auch Diabetiker bin. Muss zwar noch keine Medikamente…"

„Du, ich muss jetzt weiter. War schön, mal wieder mit dir ein bisschen zu klönen. Grüß bitte zuhause."

„Ja, - mach ich. Du auch. Tschau!"

Immer wieder ertappte ich auch mich dabei, in solchen Unterhaltungen möglichst schnell die Kurve zu meinen eigenen Krankheiten zu bekommen, ohne auf meinen Gesprächspartner ernsthaft einzugehen. Man könnte meinen, dass dazu eine gehörige Portion Egoismus, gepaart mit einem gewissen Hang zur Oberflächlichkeit, gewürzt mit einem Schuss Desinteresse am Mitmenschen gehört. Auch ich musste mich wiederholt für solch ein Verhalten schämen. Versteh mich bitte nicht falsch, - selbstverständlich kann es gelegentlich sehr hilfreich und befreiend sein, über eigene gesundheitliche Probleme zu sprechen, besonders wenn der Gesprächspartner wirklich interessiert zuhört und offensichtlich mitfühlt. Schon Wilhelm Busch dichtete in seiner Bildergeschichte über die *Abenteuer eines Junggesellen*: „Gehabte Schmerzen, die hab´ ich gern" (Zitat). Doch ganz ehrlich, - Krankheiten gehören nicht unbedingt zu meinen Lieblingsthemen. Mich persönlich ziehen solche Geschichten oft genug nach unten. Da unterhalte ich mich dann doch lieber über etwas anderes.

Der lange Weg zur Entscheidung

Nun war es ja nicht so, dass mein mir angetrautes Eheweib die Figur einer Gazelle hatte. Früher ja, doch nun brachte auch sie einige Kilos zu viel auf die Waage. Ein vor ungefähr zehn Jahren ausgebrochener Diabetes, den die Ärzte nicht in den Griff bekamen, hatte sie mit 104 kg langsam zu einer „Donna Grassa" werden lassen. Die beste aller Ehefrauen war zu dieser Zeit erst 55 Jahre alt. Sie litt seit mehreren Jahren unter Insulinresistenz, einer genetisch bedingten Stoffwechselstörung im Glukosehaushalt des Körpers, die zwangsläufig zum Typ-2-Diabetes führt. Welche genauen Mechanismen zu solch einer Insulinresistenz führen, wird derzeit intensiv erforscht. Meine Gertraud spritzte sich damals jedenfalls täglich 460 Einheiten des lebenswichtigen Hormons in ihren Körper, ohne dass es jedoch irgendeine akzeptable Wirkung zeigte. Konnte es auch nicht, denn diese gewaltigen Insulinmengen wirkten eher negativ, denn sie führten allmählich zu einer Herabregulation der Insulinrezeptoren an ihren Zellen. Deshalb nahm die Resistenz immer weiter zu und so wurde das viele Insulin ein entscheidender Faktor, der letztendlich zur permanenten Steigerung ihres Übergewichtes führte. Sie wurde von dauerndem Appetit gequält und so war es keine Überraschung, dass bei ihr kontinuierlich neue Kilos dazu kamen - ein absolut teuflischer Kreislauf.

So war sie denn auch – nach Aussagen ihrer Ärzte folgerichtig – austherapiert. Die Tragweite dieser recht eindeutigen

Diagnose war wohl weder ihr selbst, noch mir, als Ehemann, anfangs richtig klar geworden. So war ich denn auch ziemlich schockiert, als ihr Ende 2010, bei einer ihrer regelmäßigen Konsultationen des Diabetologen, vom Arzt erklärt wurde, was „austherapiert“ für sie persönlich bedeutete:

„Sie haben maximal noch zwei Jahre zu leben!“

Nur noch zwei Jahre also. Diese Nachricht fühlte sich für mich irgendwie fremd an, so als ob sie uns als Ehepaar gar nicht betreffen würde. Es war für mich völlig außerhalb jeglicher Vorstellung, dass meine Gertraud sterben könnte – jedenfalls jetzt noch nicht. Der in der Folge bei mir einsetzende Verdrängungsmechanismus funktionierte allerdings nicht immer und oft genug wollte mich ein mächtiges Gefühl der Traurigkeit überwältigen. Wenn man über vierzig Jahre zusammen ist, wird es schwierig, sich vorzustellen, dass der geliebte Partner plötzlich nicht mehr da sein könnte. So horchte ich denn auch auf, als sie im Frühjahr 2011 erneut von einem ihrer Arztbesuche zurück kam und eine offensichtlich sehr gute Nachricht mitbrachte. Eben jener Diabetologe, der vor einigen Monaten ihren bevorstehenden Tod prognostiziert hatte, machte uns nun neue Hoffnung. Er hatte ihr erklärt, dass es im Rahmen der sogenannten Adipositaschirurgie, nach neuesten Erkenntnissen, in weit über 80 Prozent aller Fälle möglich ist, dass nach einer Magenbypass-Operation die Bauchspeicheldrüse von Diabetikern wieder zu arbeiten beginnt. In der Folge müsse dann sehr häufig überhaupt kein Insulin mehr gespritzt werden und die Patienten gelten als geheilt - wobei der Begriff „geheilt“ in Bezug auf Diabetes in der Ärzteschafft noch ziemlich umstritten sei. Die Fachleute seien sich bis heute noch nicht darüber im Klaren, warum es nach solch einer Operation zu dieser Entwicklung kommt, nur, dass eben bei den meisten

Betroffenen diese positiven Auswirkungen eintreten würden. Das war doch mal eine wirklich gute Nachricht!

Wie bereits gesagt, - ich selbst brachte damals, im Frühjahr 2011, mit meinen 59 Jahren stolze 156 Kilo auf die Waage. Ich war extrem kurzatmig und hatte erhebliche Probleme mit Rücken und Kniegelenken. Bereits seit über zehn Jahren wurde meine Schuppenflechte medikamentös in Schach gehalten, leider mit langfristig absehbaren, desaströsen Folgen für die Leber. Ich nahm neben diversen Schmerzmitteln dreimal täglich blutdrucksenkende Medikamente, hatte bereits einen Herzinfarkt hinter mir und litt seit elf Jahren am sogenannten Schlafapnoe-Syndrom, das durch Atemstillstände (Apnoen) während des Schlafs verursacht wird und sich in erster Linie durch eine ausgeprägte Tagesmüdigkeit, Lustlosigkeit sowie einer Reihe weiterer Symptome und Folgeerkrankungen bemerkbar macht.

Immer wieder hatte ich in den vergangenen Jahren versucht, etwas gegen den ständigen Gewichtszuwachs zu tun. Von fdH-Wochen über echte Fastenkuren, - von fettabsorbierenden Medikamenten über Diätdrinks, - von Gesundheitskochkursen über Haysche Trennkost, - von Walking-Kursen über Nulldiäten, - Gertraud und ich haben wirklich alles durch. Es ging immer einige Kilos runter und danach waren es meistens 5 Kilo mehr, als vor Beginn der entsprechenden Maßnahme. Zuletzt waren wir 2010 gemeinsam zu den Treffen der Weight Watchers gegangen. Das hatte bei mir, von März bis Anfang Dezember, 12 Kilo Gewichtsverlust gebracht; bei Gertraud waren es aufgrund ihrer Krankheit nur lächerliche 3 Kilo. Dann stand das Weihnachtsfest vor der Tür und wir ließen, wie schon so oft, mal wieder „Fünfe gerade sein“. Das führte dann logischerweise dazu, dass bereits im März 2011 der Gewichtsverlust des Vorjahres nicht nur egalisiert war, sondern um zusätzliche 3 Kilo übertroffen wurde. Nun hatte ich mit 156 Kilogramm mein bislang höchstes Körpergewicht erreicht und mein Hausarzt bemerkte während einer Untersuchung, dass ich mich schon mal mit dem Gedanken an einen Rollator anfreunden solle, da ich sicherlich demnächst einen benötigen würde. Seine Versicherung, dass das sein voller Ernst sei und die Aussagen des Diabetologen der besten aller Ehefrauen bezüglich einer Magenbypass-Operation ließen in mir einen neuen Gedanken groß- und größer werden, der mich fortan nicht mehr losließ: Könnte solch eine Operation vielleicht auch mir helfen?

Von 72 auf 156 in 40 Jahren

Wieso war ich eigentlich so fürchterlich fett geworden? Dabei war es wenig tröstlich für mich, dass es noch weitaus dickere Zeitgenossen gab. So fragte ich mich immer wieder, was wohl geschehen war, wenn doch angeblich keine Krankheit die Ursache meiner Fettleibigkeit war?

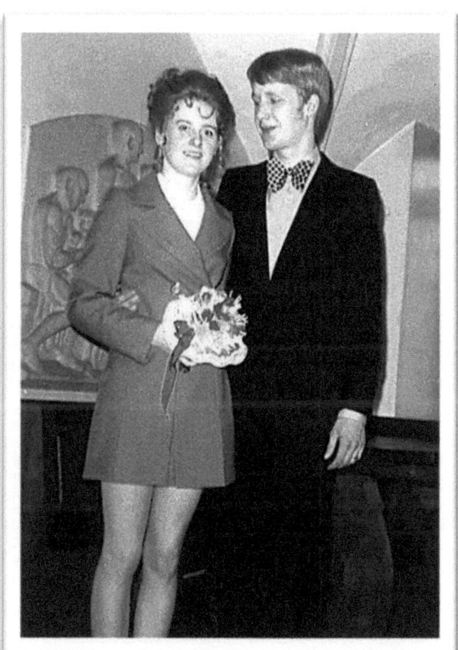

Benny (72 kg) und die beste aller Ehefrauen (49 kg) heiraten im Mai 1973

Als ich damals, im Mai 1973, schwer verliebt meine Gertraud zum Altar führte, ahnten wir beide von all diesen Problemen natürlich nichts. Wir waren jung, schlank und voller Unternehmungslust. Die ganze Welt schien uns offen zu stehen und mit Krankheiten oder Gewichtsproblemen hatten wir nichts, aber auch wirklich gar nichts zu tun.

Gertraud wog einst 49 Kilogramm und ich selbst brachte lächerliche 72 Kilo auf die Waage. Mein damaliges Gewicht entsprach ungefähr dem, was ich 2011 als Übergewicht mit mir herumschleppte. Im Laufe der Jahre hatte ich mich mit 156 kg also mehr als verdoppelt. Das ist so, als ob man von morgens bis abends einen über 84 Kilo schweren Menschen huckepack herumschleppen muss, - treppauf, treppab, im Auto, in der Straßenbahn, beim Spaziergang, beim Tragen der (zusätzlich schweren) Einkaufstaschen, - dieser imaginäre 84-Kilo-Kerl sitzt wie angewachsen auf deinem Rücken. Klingt nicht sehr gesund, oder? Bei mir jedenfalls war das so, - und wie bereits gesagt, im Unterschied zu meiner Frau gab es bei mir keine gesundheitlichen Gründe, die eine so starke Gewichtszunahme erklären könnten.

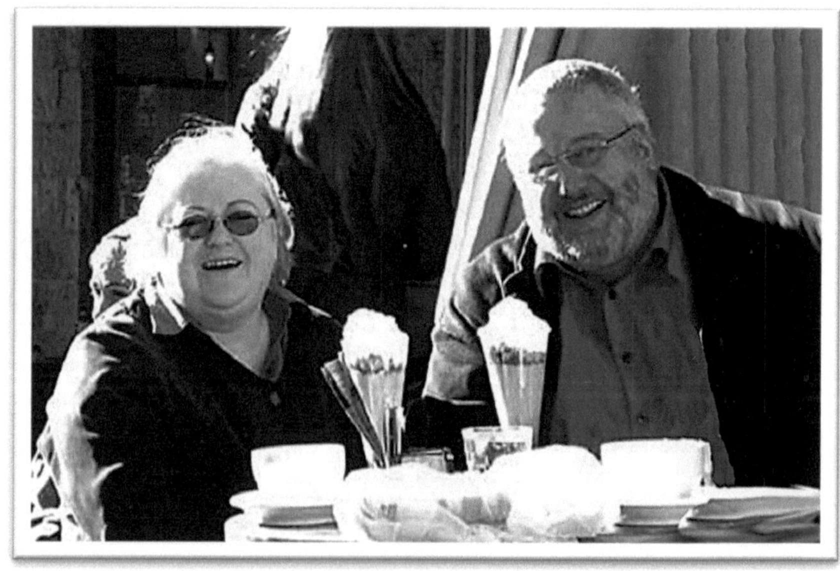

...aber bitte mit Sahne... – gesund geht anders!

Ich war weder Diabetiker, noch hatte ich irgendwelche anderen Krankheiten, die ich für meine Fettleibigkeit verantwortlich machen konnte. Bei mir war das Malheur einzig und allein auf eine überwiegend ungesunde Lebensweise und absolut indiskutable Essgewohnheiten zurückzuführen. Hier einige Beispiele:

Rückblickend fällt mir ein, dass ich, seit ich als 21järiger mein Elternhaus verließ, nur noch Butter aß. Jede Scheibe Brot habe ich seit dieser Zeit unverhältnismäßig dick mit diesem wunderbaren tierischen Streichfett beschmiert. Ich habe es nachgewogen, - im Durchschnitt waren es ca. 30 Gramm Butter, die ich auf einer Brotscheibe verteilte. Achtung: 60 Gramm Fett sind der durchschnittliche Tagesbedarf eines erwachsenen Menschen! Ich aß aber in der Regel bereits drei Scheiben (á 30 Gramm) allein zum Frühstück! Der Grund für diese unnatürliche Butter-Manie war, dass meine Geschwister und ich während der Kindheit immer nur Margarine aufs Brot bekamen. Die „gute Putter" – wie meine Mutter sie nannte - sei nur für den Vater, weil der ja schließlich schwer arbeiten müsse, um uns alle durchzubringen. Für uns Kinder gab es deshalb immer nur die blöde Sanella (Margarine). Da half auch der ziemlich dämliche Rüttelreim nichts, mit dem mich ein Onkel über meine unerfüllte, pubertäre Buttersehnsucht hinzuwegtrösten versuchte:

„Haste Sanella auf der Stulle, kannste vög… wie ´n Bulle."

Ich sehnte mich trotzdem so stark nach diesem besonderen-, für mich damals verbotenem Fett, dass ich dann später zum „Butter-Fanatiker" wurde.

Weitere Gründe sind die vielen ungesunden Gewohnheiten, die sich im Laufe der Jahre mehr oder weniger stark etabliert hatten. So war ich zum Beispiel lange Zeit beruflich sehr häufig mit dem Auto unterwegs. Weil ich morgens oft sehr früh – natürlich erst nach einem ordentlichen Frühstück – zu meinen Kundenbesuchen aufbrach, meldete sich meist gegen 9 Uhr „der kleine Hunger" aufs zweite Frühstück. Vorzugsweise stoppte ich dann bei McDonalds und tat mir dort „Rührei mit Schinken" an. Mittags hielt ich in der Regel an einer der zahlreichen Imbissbuden, die am Wegesrand auf mich warteten. Das bedeutete dann meist das feierliche Ableben einer Riesencurrywurst mit doppelter Portion Pommes und viel Mayonnaise (dann rutschen die trockenen Fritten besser), oder es kamen anstelle der Wurst zwei gutgebaute Bouletten ums Leben – natürlich auch mit doppelt Pommes und Majo. Nachmittags folgte dann der kurze Halt an einer beliebigen Bäckerei, die am Wegesrand auftauchte. Zwei Stück Kuchen und ein Tetra-Päckchen Kakao ließen sich wunderbar während der weiteren Fahrt verdrücken.

Selbstverständlich gönnte ich bei den täglichen Tankstopps nicht nur meinem Auto eine Ladung neuen Sprit, sondern auch mir selbst einige Schokoriegel als Zwischendurch-Proviant, da wir ja alle aus der Werbung gelernt haben, dass diese kleinen Freunde „verbrauchte Energie sofort zurückbringen" (ha ha).

Wenn ich dann abends irgendwann von meinen Touren zuhause eintraf, gab es den krönenden futtertechnischen Abschluss: Das Mittagessen! Das musste einfach sein und dabei spielte es überhaupt keine Rolle, ob das um 18 Uhr, oder um 23 Uhr war. Mittagessen bedeutete für mich immer „im Kreis der Familie" und „zuhause" zu essen und es bedeutete auch „warme Mahlzeit" und vor allen Dingen „reichlich". Dann stopfte ich mich meist nochmal so voll, als ob es kein Morgen geben würde. Wenn der Magen anschließend zu sehr drückte, legte ich mich einfach auf die Couch und schaltete den Fernseher ein. Nun konnte endlich der wohlverdiente Feierabend beginnen, zu dem es dann auch gern noch ein- oder auch zwei Flaschen Bier-, oder ein Fläschchen Wein geben durfte. Nein nein, - gesund geht wirklich anders!

Der erste Schritt ins neue Leben

Es war im März 2011, als die beste aller Ehefrauen und ich beim Leiter des Adipositaszentrum im Herzoginnen Elisabeth Hospitals in Braunschweig vorstellig wurde. Herr Doktor Köhler, ein erfahrener Facharzt für Chirurgie, Rettungsmedizin und Proktologie (medizinisches Teilgebiet, das sich mit den Erkrankungen des Enddarms beschäftigt) wies uns darauf hin, dass man die Magenbypass-Operationsmethode bereits in den 1960er Jahren entwickelt habe. Sie sei die bis auf den heutigen Tag bekannteste und weltweit am häufigsten praktizierte Operation bei der Behandlung der Adipositas. Eine Voraussetzung für diese Operation sei, dass der adipöse Patient einen Body Maß Index (BMI) von 35 kg/m^2 oder mehr aufweist. Das war bei mir kein Problem, - meiner lag bei 47.

Er fuhr fort, dass er auch häufig Folgeerkrankungen der Adipositas sehe, wie Diabetes (Blutzuckererhöhung), Hyperlipidaemie (Blutfetterhöhung) und Hypertonie (Bluthochdruck). Darüber hinaus würden die bekanntesten Essstörungen auch wie folgt beurteilt: Big Eater (Vielesser), Binge Eater (zeitliche begrenzte Essattacken mit Kontrollverlust), Sweet Eater (Essen von viel Süßigkeiten, kalorienreich und fetthaltig), Fat Eater (überdurchschnittlich fettreiche Nahrung).

Dann erklärte er, dass besonders gut die Binge Eater, die Sweet Eater und die Fat Eater auf den Magen-Bypass ansprechen würden und fragte mich, zu welcher Gruppe ich denn zu rechnen sei. Ich gehörte eindeutig zu den Binge- und Sweet Futterern!

Schließlich sprachen wir über die eigentliche Operation. Im Verlauf des Eingriffs werde der Magen ziemlich weit oben durchtrennt und so eine kleine Magentasche, der sogenannte Vormagen gebildet. Dieser Vormagen schränkt die Nahrungsaufnahme deutlich ein (sog. Restriktion). So kommt es bereits bei der Aufnahme kleinster Nahrungsmengen zur Dehnung des kleinen Vormagens und dadurch sehr schnell zu einem Sättigungsgefühl.

Doktor Köhler erläuterte uns, dass ein Operationsteam aus dem Chirurgen, einem Assistenten, dem Anästhesisten und drei bis fünf Pflegekräften bestehen würde.

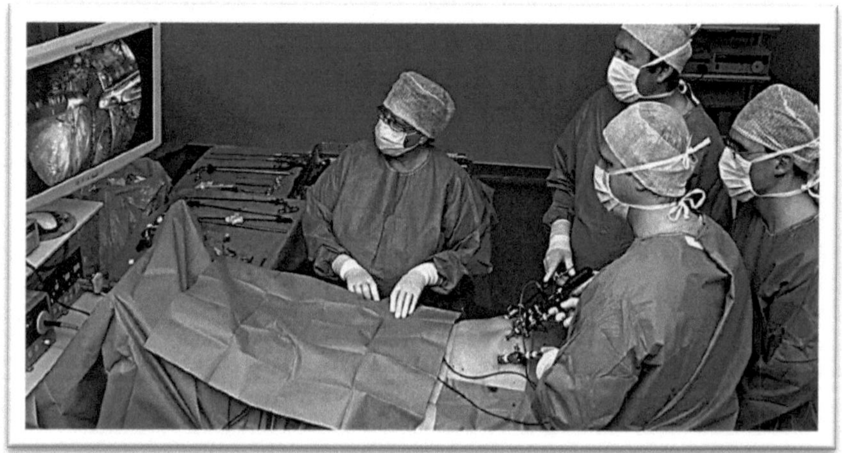

Operationsteam bei einer Magenbypass-Operation im Adipositaszentrum

Der Eingriff werde unter Vollnarkose durchgeführt, nach deren Einleitung eine Laparoskopie (Bauchspiegelung) stattfindet. Er sagte auch, dass es sich bei der Magenbypass-Operation um ein sehr komplexes Operationsverfahren handelt, das in den Bereich der minimal-invasiven Chirurgie fällt. Das bedeutet auf gut Deutsch, dass der Bauch nicht – wie früher – komplett aufgeschnitten wird, sondern der Arzt mit sechs bis acht Instrumenten (sog. Trokare mit einem Durchmesser von 5 bis 12 mm), sowie einer Optik (Endoskop – funktioniert ähnlich wie eine kleine Kamera), über dünne Rohre (Tubusse) im Bauch arbeitet. Das wiederum bedeutet, dass es anschließend zu einer sehr raschen Genesung kommt und dass nur ein paar kleine Narben zurückbleiben, die im Laufe der Zeit fast völlig verschwinden.

Wie gesagt, - bei der Operation wird der Magen komplett durchtrennt und der Arzt bildet einen kleinen Vormagen. Dann wird der Dünndarm ungefähr 60 cm hinter dem Zwölffingerdarm durchtrennt und das nach unten leitende Ende des Darmes wird an den neuen, kleinen Vormagen angeschlossen. So werden der große Restmagen und der Zwölffingerdarm bei der Speiseaufnahme umgangen (Bypass).

Der Zwölffingerdarm ist übrigens der erste kurze Abschnitt des Dünndarms direkt nach dem Magen. Er ist beim Menschen ungefähr 24 cm lang, was etwa 12 Fingerbreiten entspricht. Daher kommt sein Name. Über ihn werden die Verdauungssäfte aus Galle und Bauchspeicheldrüse weiter unten wieder in den Dünndarm eingeleitet (Fußpunkt-Anastomose), so dass dann erst die eigentliche Verdauung und Aufspaltung der Speisen beginnt. So umgeht, bzw. verkürzt man einen Teil des Dünndarms als Resorptionsstrecke der Nahrung (Aufnahme von Stoffen aus dem Nahrungsbrei). Das wiederum bedeutet, dass man (hurra!) kräftig abnimmt.

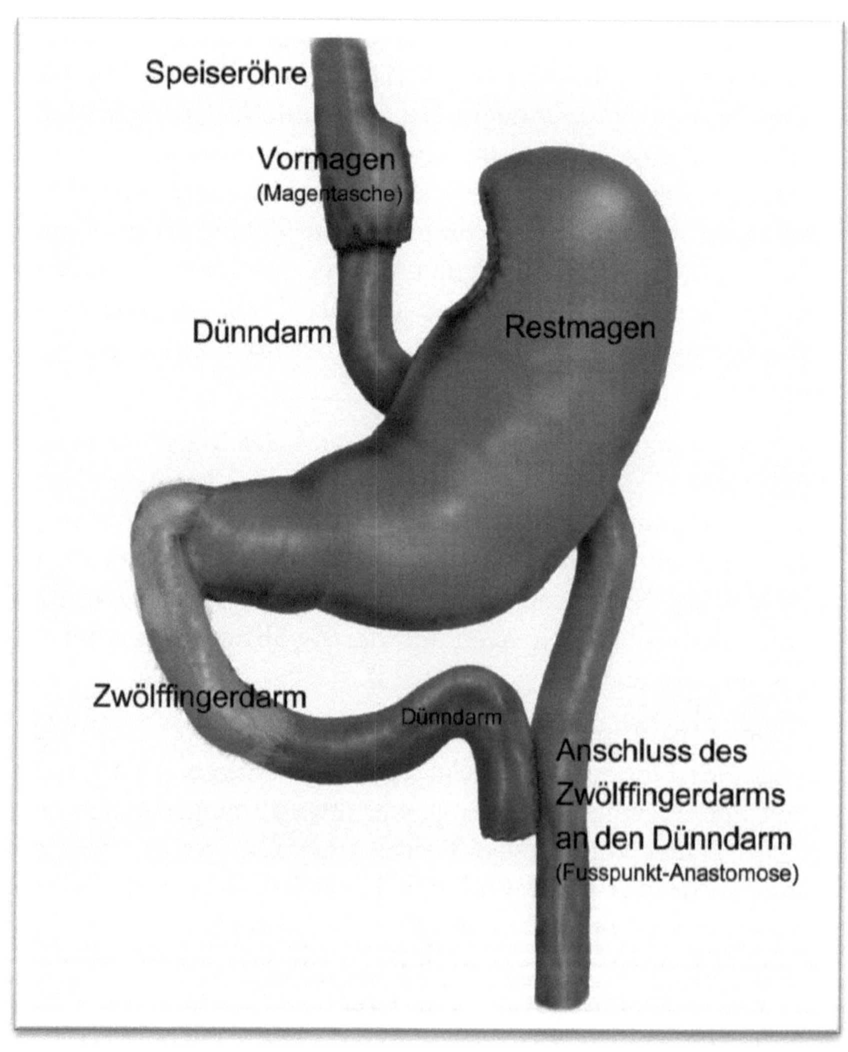

Das klang wirklich alles sehr einfach, allerdings war es bis zum Operationstermin dann doch noch ein weiter Weg. Er war voller kleinerer- und größerer Erfolge, aber er war auch gespickt mit neuen Fragen und heftigen Zweifeln, - doch dazu später.

Um eine Kostenübernahme durch die Krankenkasse zu erreichen, musste zuerst eine ziemlich komplexe ToDo-Liste abgearbeitet werden, die wir bei unserem Besuch überreicht bekamen. So musste ich zum Beispiel…

- einen formlosen, eigenhändig verfassten Antrag schreiben, aus dem hervorging, warum ich mich für die OP entschieden hatte und was sie für mich persönlich bedeuten würde.

- einen Adipositas-Lebenslauf erstellen, aus dem die Entwicklung meines Übergewichtes in den vergangenen Jahren hervorging. Zusätzlich wurden dort alle möglichen Ursachen abgefragt, wie zum Beispiel Hochzeit oder Scheidung, Probleme am Arbeitsplatz oder Krankheiten. Ferner musste ich über bereits in der Vergangenheit durchgeführte Diäten und Kuren und deren Erfolg berichten, sowie über meine sportlichen Aktivitäten. Ebenfalls wurde auch nach adipösen Erscheinungen innerhalb meiner Familie gefragt.

- ein vierwöchiges Bewegungstagebuch führen, in dem ich meine täglichen körperlichen Aktivitäten festhielt, wie zum Beispiel mehrmaliges Treppensteigen, Fußweg zum Supermarkt, mit dem Fahrrad zur Arbeit und so weiter. Hier notierte ich auch meine Teilnahme an den beiden wöchentlichen Sportveranstaltungen meiner Gymnastikgruppen.

- an einem Ernährungs- und Verhaltenstraining teilnehmen, bei dem ich viel über die Zusammensetzung von Lebensmitteln lernte und erfuhr, wie ich bestimmte „schlechte" Essgewohnheiten verbessern konnte. Die Kursgebühr von 150 Euro pro Person, die ich nicht von der Krankenkasse erstattet bekam, ist eine zusätzliche Hürde.

- unmittelbar vor der Antragstellung bei der Krankenkasse ein zweiwöchiges, detailliertes Ernährungsprotokoll führen, in dem alles, - wirklich alles aufgeführt werden musste.

- die (gutachterliche) Stellungnahme eines Psychiaters beibringen, aus der hervorging, dass ich mir über die möglichen Konsequenzen und evtl. auftretende psychische Probleme im Klaren bin.

- die Laborwerte einer Untersuchung beim Hausarzt beibringen, aus der unter anderem auch der Blutzucker, TSH und Kortisol i.S. hervorging.

- ein internistisches Gutachten nach einer Magenspiegelung beibringen.

Bewerber mit Herzproblemen mussten zusätzlich ein kardiologisches Gutachten vom Facharzt vorlegen und zu guter Letzt wurde direkt vor der OP noch ein Belastungs-EKG vom Hausarzt verlangt.

Wenn man sich all diese hier aufgeführten Vorbedingungen durchliest, wird man sehr schnell erkennen, dass man sich die Entscheidung zur Magenbypass-Operation nicht leicht machen kann. Einfach so, aus einer puren Laune heraus, wird sich niemand für einen solchen Eingriff entscheiden. So erfüllen die hier aufgebauten Hürden ihren Zweck und zwingen jeden Interessenten, noch einmal genau zu überlegen, ob dieser Weg auch tatsächlich der richtige für ihn ist.

Die Entscheidung

Bei meiner Gertraud brauchten wir nicht lange überlegen, ob sie sich operieren lassen sollte, oder ob lieber nicht. Bei ihr war es eine Wahl zwischen Leben oder Tod. Da ist die Entscheidung relativ klar.

Für mich selbst dachte ich zuerst auch, dass alles klar wäre, doch jetzt, wo es konkret wurde, schlichen sich die ersten Ängste und Zweifel ein. Sollte ich tatsächlich ein gesundes Organ, nämlich meinen Magen, verstümmeln lassen? Der Arzt hatte gesagt, dass so eine Magenbypass-Operation hinterher nicht mehr rückgängig zu machen sei. Würde ich nicht todunglücklich werden, wenn ich dann nur noch ganz wenig essen könnte? Nur ein halbes Stück Schwarzwälder Kirschtorte, oder gar an Weihnachten nur noch eine halbe Schlesische Weißwurst? Am Imbiss nie mehr mal eben schnell eine Currywurst mit Pommes? Im Restaurant vielleicht nie wieder eine normale Portion bestellen können? Immerhin hat essen und genießen auch etwas mit Kultur zu tun. Mit Schaudern dachte ich daran, dass ich von ein paar Schokolinsen, oder einigen Marzipankartoffeln vielleicht von schweren Durchfällen geplagt werden könnte (Dumping Syndrom). In der Hitze des Sommers nie wieder einen halben Liter kühlen Bieres auf „ex" hinunterfließen zu spüren ließen ernsthafte Zweifel in mir aufkeimen.

Andererseits waren da meine immer schmerzenden Kniegelenke, die permanenten Rückenbeschwerden, der besorgniserregende Bluthochdruck, eine Fettleber, die Schlafapnoe und eine langsam zunehmende Atemnot. Dazu kam mein unästhetisches Äußeres, das sich mittlerweile auch nichtmehr mit wallenden Hemden und locker fallenden Jacketts kaschieren ließ. Das Resümee fiel demnach absolut eindeutig aus.

Also gut. Es gab keine wirkliche Alternative. Sämtliche Diäten, sowie alle sonstigen Abnehm-Bemühungen waren letztendlich- und ausnahmslos gescheitert. Bei rund 75 kg Übergewicht half es mir nicht weiter, mal eine Zeitlang gesund zu leben, vernünftig zu essen, oder einen Walking-Kurs zu belegen. Es musste etwas Grundsätzliches-, etwas Endgültiges geschehen. So entschied ich dann, dass die Magenbypass-Operation für mich der einzig noch mögliche Weg sei, in einem überschaubaren Zeitraum wieder ein halbwegs normales Gewicht zu erreichen.

Also begann ich, mich mit dieser ToDo-Liste näher zu beschäftigen. Die wollten also meinen Adipositas-Lebenslauf, um zu kontrollieren, dass ich als Antragsteller während eines Zeitraumes von zwei Jahren mit einer konservativen (nicht-operativen) Therapie, wie zum Beispiel der Kombination von Ernährungsberatung, Verhaltenstherapie und körperlicher Aktivität, erfolglos versucht habe, mein Gewicht zu reduzieren. Das ist dann für den Sachbearbeiter der Krankenkasse ein wichtiges Entscheidungskriterium, um zu beurteilen, ob solch eine Operation sinnvoll ist und die Kosten dafür übernommen werden.

Kein Problem, - ich hatte das nicht nur über zwei Jahre versucht, sondern über Jahrzehnte hinweg. So entschied ich mich, nicht nur irgendetwas aufzuschreiben, sondern Fotos meiner unterschiedlichen „Fettstadien“ mit anzufügen. Ich hoffte, dass sich der Entscheider so eher „ein Bild“ von der adipösen Entwicklung und meiner derzeitigen Situation machen könne - und meinem Wunsch nach Hilfe entsprechen würde.

Adipositas-Lebenslauf 1973 bis 2011

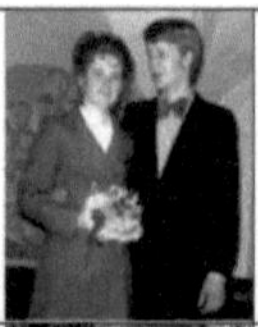	**Jahr: 1973** **Alter: 21 Jahre** **Gewicht: 72 kg**	Hochzeit 1973
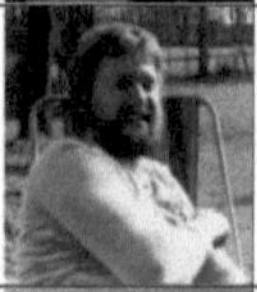	**Jahr: 1979** **Alter: 27 Jahre** **Gewicht: 86 kg**	Mit 86 bis 90 Kilo hatte ich mein **Wohlfühl-Gewicht** erreicht. So hätte es bleiben sollen...
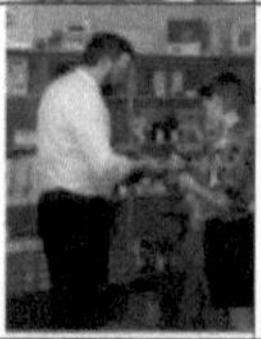	**Jahr: 1988** **Alter: 36 Jahre** **Gewicht: 105 kg**	Anfang 1988 habe ich eine 10tägige Fastenkur gemacht, mit der ich anfangs wieder unter die 100 Kilo-Marke kam. Genauso schnell war ich dann allerdings wieder über 100 Kilo und es wurde mit der Zeit immer mehr.
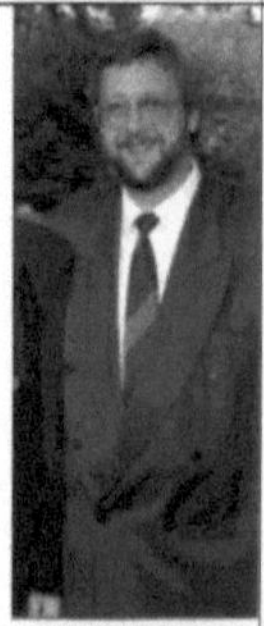	**Jahr: 1992** **Alter: 40 Jahre** **Gewicht: 123 kg** **Nach Diät: 95 kg**	Anfang 1992 wog ich 123 kg. Während eines 9tägigen Krankenhausaufenthaltes nahm ich 8 kg ab. Das war der Anlass, nach der Entlassung ‚weiter zu machen'. Ich entschied mich für ‚Haysche Trennkost', begann mit regelmäßigem **Walking** und **Hanteltraining** und verlor so innerhalb von knapp 4 Monaten rund 28 kg Gewicht. Man sieht es am Jackett, - es ist viel zu groß...
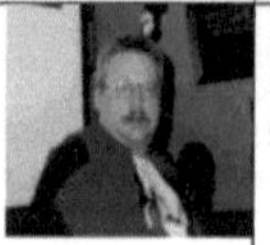	**Jahr: 1994** **Alter: 42 Jahre** **Gewicht: 107 kg**	Nach meiner Gewichtsabnahme hatte ich mir eine Sportart gesucht, die ich unabhängig von irgendwelchen Trainingszeiten ausüben konnte. So entschied ich mich für das **Joggen** und das **Squash-Spiel**. So konnte ich mein Gewicht um die 95 kg rund 2 Jahre halten. Dann zog ich mir allerdings beim Squashen einen Bandscheibenvorfall zu und musste daraufhin alle sportlichen Aktivitäten einstellen. Ergebnis: erneute Gewichtszunahme nach 107 Kilogramm.
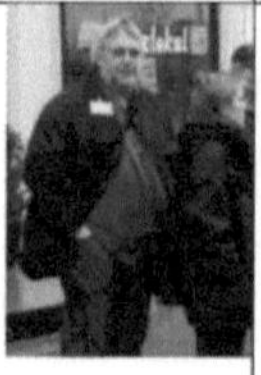	**Jahr: 2002** **Alter: 50 Jahre** **Gewicht: 132 kg**	In den vergangenen acht Jahren habe ich rund 25 Kilo zugenommen. Gründe könnten in privaten und geschäftlichen Turbulenzen zu suchen sein (Insolvenz des Arbeitgebers, mehrfacher Umzug, Umschulung). Ungefähr im Jahr 1999 nahm ich an einem Anti-Bluthochdruck-Programm der AOK teil (in Wolfenbüttel), bei dem wir über mehrere Monate auch regelmäßig **gewalkt** sind. Ich nahm zwar wieder ca. 8 Kilo ab, die aber nach Beendigung des Programms innerhalb von 5 Monaten wieder egalisiert waren...

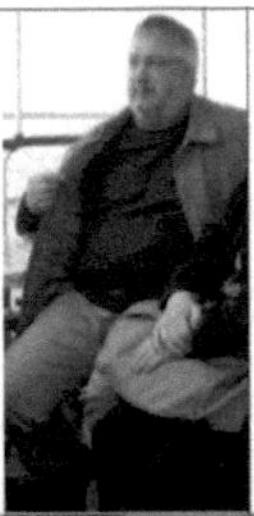	**Jahr: 2004** **Alter: 52 Jahre** **Gewicht: 136 kg**	Der Rücken und die Kniegelenke schmerzen. Durch meine überwiegende Arbeit am PC habe ich zu wenig Bewegung. Von April bis Juli habe ich eine 1000 Kalorien-Diät gemacht. Es ging 6 Kilo runter und anschließend innerhalb von nur 4 Monaten wieder sehr schnell weiter nach oben.
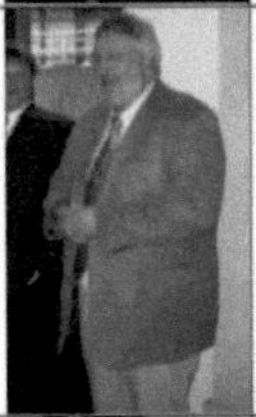	**Jahr: 2006** **Alter: 54 Jahre** **Gewicht: 141 kg**	Wieder habe ich den Kampf gegen eine ‚Zehnerhürde' verloren und wiege nun über 140 Kilo (141). Wir haben einen Crosstrainer angeschafft. Allerdings kann ich ihn nicht wirklich nutzen, da ich dann zu starke Schmerzen in den Kniegelenken habe. 2008 war ich für 2 Monate 3x wöchentlich morgens ab 6 Uhr im Heidbergbad zum Schwimmen. Leider habe ich nicht durchgehalten...
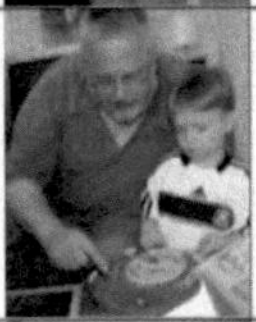	**Jahr: 2009** **Alter: 57 Jahre** **Gewicht: 146 kg**	2008 besuchte ich von Januar bis Dezember die Treffen von Weight Watchers. Das Gewicht ging von 144 kg auf 132 kg herunter. Bereits Mitte 2009 war ich dann aber bereits bei 146 kg angekommen.
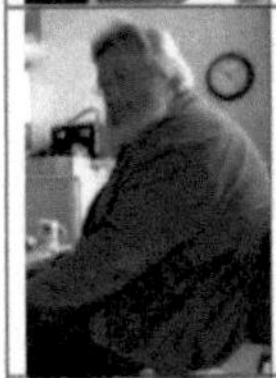	**Jahr: 2010** **Alter: 58 Jahre** **Gewicht: 148 kg**	Nachdem ich langsam, aber sicher resigniere, ziehe ich mich mehr und mehr von meinen Freunden und Bekannten zurück. Ich kann diese ewigen, oft gar nicht böse gemeinten, Anspielungen wegen meiner Figur nicht mehr ertragen.
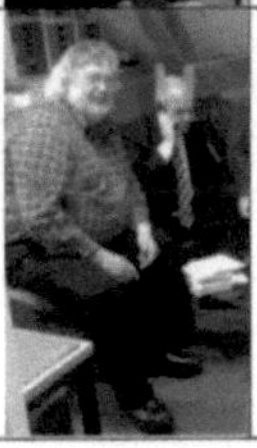	**Jahr: 2011** **Alter: 59 Jahre** **Gewicht: 156 kg**	Durch den Diabetologen meiner Ehefrau wurde ich auf die Möglichkeit einer Magenbypass-OP aufmerksam. Ich habe mich im Internet und bei meinem Hausarzt darüber informiert. Das scheint eine echte Chance zu sein, nicht vorzeitig sterben zu müssen. Solch eine Operation will ich um jeden Preis haben...

Als Nächstes forderte die Liste den Besuch eines Ernährungs- und Verhaltenstrainings. Also nahm ich, gemeinsam mit der besten aller Ehefrauen, ein viertel Jahr lang an den im hiesigen Adipositaszentrum angebotenen Treffen teil. Wir kamen dort wöchentlich donnerstags zusammen und die Gruppe bestand aus zwölf mehr- oder weniger übergewichtigen Männern und Frauen. Neun von ihnen wollten wie wir einen Magenbypass, zwei hatten sich für das Magenband entschieden und bei einem war aus medizinischen Gründen erst mal ein Schlauchmagen vorgesehen.

Einiges von dem, was die Kursleiterin referierte, wussten wir bereits, doch gab es auch viel Neues und Interessantes zu erfahren. Zum Beispiel die Geschichte mit dem Zucker, der doch eigentlich „nur" aus Kohlehydraten besteht und die braucht unser Körper doch, oder? Also, - Zucker macht nur dann dick, wenn er dem Körper in überflüssiger Menge zugeführt wird, das heißt, wenn der tägliche Energiebedarf bereits gedeckt ist. Unser Bedarf an energieliefernden Zucker wird jedoch bereits durch die Zufuhr von anderen Kohlenhydraten gedeckt, zum Beispiel durch die Stärke, die in Kartoffeln oder im Getreide enthalten ist und die unser Körper dann bis zum Traubenzucker (Glukose) abbaut, der dann wiederum unter anderem in Energie umgewandelt wird.

So ist also ernährungsphysiologisch betrachtet die Einnahme jeglicher Form von isoliertem, industriell hergestelltem Zucker nicht nur überflüssig, sondern schädlich. Schokoriegel, Gummibärchen und auch Zucker pur sind demnach nichts weiteres, als „leere" Kalorien und haben – vom Genussfaktor mal abgesehen – auf unserem Speiseplan keinerlei Existenzberechtigung. Unser Körper verwandelt sie vorsorglich in Fettreserven und speichert sie für „schlechte Zeiten" an den uns wohlbekannten Stellen ab.

So mussten wir während eines unserer Treffen eine Liste ausfüllen, auf der wir angeben sollten, wie viel Zuckerwürfel wir zum Beispiel in einem Glas Nutella vermuten würden (es sind sagenhafte 75 Zuckerstücke!!!). Wie schnell vertilgen wir – so ganz nebenbei – eine Tüte mit den beliebten Gummibärchen (die haben ja angeblich kein Fett) und ahnen nicht, was wir uns damit antun. So lernte ich, dass man genauso gut aus einer Tüte mit Würfelzucker naschen könnte (nur sehr wenig Menschen kämen auf diese Idee), denn ein Gummibärchen entspricht tatsächlich einem Stück Würfelzucker. Niemand würde (so ganz nebenbei) 78 Stücke Zucker in sich hineinschieben, doch so einem Tütchen mit Gummibärchen kann das schon mal passieren – die sind ganz schnell mal so „ganz nebenbei" aufgefuttert.

Natürlich lassen sich die „Zuckerstückchen-Grausamkeiten" noch weiterführen. So entspricht 1 Dose Cola ca. 13 Zuckerstücken, 1 Liter Apfelsaft enthält ungefähr 40 Zuckerstücken, in einem Stück der so beliebten Schwarzwälder Kirschtorte verstecken sich (je nach Größe) bis zu 25 Zuckerstücken und in nur einem einzigen Stück Butterkuchen lauern bis zu 14 Zuckerstücke. Das soll erst mal reichen, um dir einen groben Überblick über versteckten Zucker zu geben. Wie bereits gesagt, das sind alles „leere" Kalorien, die mit einer gesunden Ernährung nichts, - aber auch rein gar nichts zu tun haben.

In einem unserer Treffen, das nicht weniger aufschlussreich war, erfuhren wir viel über den Fettgehalt verschiedener Speisen und Naschereien. Wir sollten schätzen, wie viel Gramm Fett sich zum Beispiel in solch beliebten „kleinen Sünden" wie einem Mars-Riegel verstecken würden (es sind fast 12g). Eine Salami-Pizza enthält (je nach Belag) bis zu 50g Fett und eine Portion Pommes ungefähr 19g. In einer einzigen Portion Gyros mit Pommes und Zaziki verstecken sich bis zu 65 g

Fett und eine (schnell gegessene) Tüte Kartoffelchips schlägt mit gut 72 g Fett zu Buche. Die Aufzählung ließe sich noch endlos fortsetzen: Ein Sahnejoghurt mit Früchten enthält immerhin ca. 13g Fett, ein mit Schokolade überzogenes Eis bringt es auf 20g und ein einfaches Wiener Würstchen beliefert unseren Körper mit bis zu 12g Fett.

Wenn man sich nun vor Augen führt, dass der durchschnittliche Tagesbedarf eines Erwachsenen bei 60 bis 70 Gramm Fett liegt, werden einem die genannten Zahlen besonders deutlich. Jedem von uns sollte klar sein, dass ein Zuviel an Fetten – vor allem an Fetten mit einem sehr hohen Anteil an gesättigten Fettsäuren – das Risiko zahlreicher Erkrankungen in sich birgt. Dabei sollte man nicht nur ans Übergewicht denken, denn das ist in aller Regel nicht das einzige Problem, was man als Dicker hat.

Die Palette der möglichen Erkrankungen ist ziemlich groß und sehr bunt gemischt. Gelenkschmerzen, Bluthochdruck, Gicht, koronare Herzkrankheiten, Diabetes, Herzinfarkt, Schlaganfall, Gallensteine, Gallenblasenerkrankungen, diverse Hautprobleme, aber auch Potenzprobleme und Depressionen füllen den bunten Reigen der Grässlichkeiten, die ein übermäßiger Fettverzehr mit sich bringen kann. Gerade deshalb ist es so wichtig, rechtzeitig die Kurve zu kriegen und die Ernährung auf „gesund" umzustellen.

Wichtig ist allerdings nicht nur, dass die Fette auf ein vernünftiges Maß reduziert werden, sondern es kommt gleichfalls auf ausgewogene, vitaminreiche und gesunde Ernährung an.

Wir erfuhren auch, dass es durch die Anlage eines Magen-Bypasses zu einer Erhöhung von gewissen Hormonen kommt, die das Hunger- bzw. das Sättigungsgefühl und damit unser

Essverhalten beeinflussen. Unmittelbar nach der Magen-Bypass-Operation würden wir also weniger Hunger und Esslustgefühle empfinden.

Unsere Ernährungsberaterin erklärte uns weiter, dass diese Veränderung des Essverhaltens anfangs auch auf den sehr kleinen Vormagen und auch auf eine mögliche Schwellung im Operationsgebiet zurückgeführt werden kann. Die Wissenschaftler nehmen darüber hinaus an, dass es in der Zeit nach der Operation zu Veränderungen der Magen-Darm-Hormone kommt, die zu diesem Verhaltenswechsel bei ihren Patienten führt. Grundsätzlich wurde festgestellt, dass die Patienten nach einer Magen-Bypass Operation viel weniger Kalorien benötigen, um ein Sättigungsgefühl zu verspüren.

Höchst interessant war auch die bereits von Gertrauds Diabetologen und von Doktor Köhler erwähnte Tatsache, dass sich bei Diabetikern der Blutzuckerspiegel nach der Operation normalisiert. Trotz der Einschränkung, dass vor allem jene Diabetiker davon profitieren können, die noch keinen langjährigen, Insulin-pflichtigen Diabetes haben, war ich – bezüglich der Zuckerkrankheit meiner Frau – sehr zuversichtlich, da die Ernährungsberaterin noch hinzufügte, dass aber auch bei langjährigen Diabetikern eine deutliche Verbesserung auftreten könne, indem sie nämlich unter Umständen überhaupt kein Insulin mehr spritzen müssen.

Alles in Bewegung

Selbstverständlich ist ausreichende Bewegung ebenfalls unerlässlich, wenn man, wie ich, ein Übergewichtsproblem hat. Gemäß unserer ToDo-Liste war ab sofort zweimal pro Woche jeweils eine Stunde Sport angesagt. Nicht „im Park spazieren gehen", oder zuhause mit den Terrabändern vom Supermarkt ein bisschen üben, - nein, nein, - die meinten richtigen Sport, den ein Trainer, oder eine Trainerin durch Stempel und Unterschrift bestätigen musste. Da gab es keinerlei Möglichkeit sich zu drücken, oder irgendwie zu schummeln. Das war auch gut so, denn es musste ja tatsächlich etwas passieren. 156 Kilo und mein allgemeiner gesundheitlicher Zustand sprachen denn doch eine recht deutliche Sprache.

Uns war bereits klar, dass der Besuch eines Fitnessstudios nicht in Betracht kam, da wir in der Vergangenheit schlechte Erfahrungen mit unserer Ausdauer gemacht hatten. Nicht nur einmal wurde im Laufe der Zeit der komplette Jahresbeitrag im Voraus bezahlt, um dann nur drei- oder vier Monate durchzuhalten. Das sollte uns nicht nochmal passieren und deshalb informierten wir uns im Internet erst einmal über die Kosten der Mitgliedschaft in einem örtlichen Sportverein. Mit 25 Euro monatlichem Familienbeitrag war das für zwei Personen vergleichsweise günstig. Zudem wurden dort zahlreiche Möglichkeiten angeboten, sich unterschiedlichen Sportgruppen anzuschließen. Das klang wirklich interessant.

Bei einer der Vorbesprechungen im Adipositaszentrum hatte man uns erklärt, dass Gymnastik im Wasser für uns untrainierte Dicke ein sinnvoller Einstieg in die Welt des Sports sei. Das leuchtete mir auch sofort ein, - bei meinem Gewicht und den schmerzenden Kniegelenken schien Aquagymnastik die absolut richtige Wahl. Allerdings würden für die Teilnahme in den angebotenen Gruppen noch Zusatzbeiträge anfallen. Für die Gruppe, die im 26 Grad kalten Wasser trainierte waren es 5 Euro und für die im 32 Grad warmen Wasser kamen 8 Euro dazu. Wir entschlossen uns erst einmal in die günstigere „Kaltwassergruppe“ zu gehen, wechselten aber später, als sich eine Gelegenheit dazu bot, zur anderen Gruppe, weil wir dort nicht nur das wärmere Wasser als deutlich angenehmer empfanden.

Doch anfangs waren wir erst mal zufrieden, mit der Aquagymnastik unser erstes wöchentliches Trainingsprogramm gefunden zu haben. Sofort machten wir uns auf die Suche nach einer weiteren Sportart, denn wir sollten ja zweimal pro Woche eine Stunde trainieren. Ohne weitere Zusatzkosten war beispielsweise die Teilnahme in einer der zahlreich angebotenen Gymnastikgruppen möglich. Was gab es da so alles:

Allgemeine Gymnastik, Haltungsgymnastik, Langhanteltraining, Skigymnastik, Step&Tone, Intervalltraining, Zumba-Fitness, Fitness-Gymnastik für „starke Kinder“, Fitness-Gymnastik für „starke Erwachsene“ ab 16 Jahre…

Halt, stopp! Das könnte es doch sein! Ich schaute nochmal genauer hin. Na also, - *Fitness-Gymnastik für „starke Erwachsene“.*

Neugierig geworden las ich weiter:

Zu wenig Bewegung und falsche Ernährung führen immer häufiger zu Haltungsschäden und Übergewicht. Das muss nicht sein. Im MTV gibt es deshalb Angebote, die sich speziell an übergewichtige Erwachsene richten und Spaß an Bewegung und Sport vermitteln sollen. Ausgebildete Übungsleiter achten auf die individuelle Belastungsfähigkeit und stellen ein maßgeschneidertes Trainingsprogramm zusammen.

Na bitte! Das war doch genau das, was wir suchten. Euphorisch las ich Gertraud die Passage vor.

„Ich bin mir nicht sicher, ob ich wirklich mit Leuten ab 16 zusammen Sport machen will" mäkelte die beste aller Ehefrauen. „Gibt es denn keine Seniorengruppe? Da würden wir doch eher reinpassen, meinst du nicht auch?"

Seniorengruppe? Na ja, - da hatte sie schon irgendwie recht. In so einer Rentner-Truppe würden wir als Endfünfziger sicherlich besser aussehen, als in einer Gruppe mit Leuten, die zwar auch Gewichtsprobleme wie wir hatten, die aber deutlich jünger waren. Der Gedanke, in eine Seniorengruppe zu gehen und dort zu den Jüngsten zu gehören, verlor allmählich seinen Schrecken und wurde mir zusehends sympathischer.

Sport und andere Gemeinheiten

Es kam, wie erhofft: Wir waren tatsächlich die Jüngsten in einer Gruppe, die aus ungefähr dreißig Männern und Frauen bestand, die zwischen 65 und 92 Jahre alt waren. Fritz, unser Trainer, selbst jenseits der 70, begrüßte uns Neue und meinte, dass wir ja noch nicht alle Übungen mitmachen müssten, wenn es uns anfangs „zu viel" würde. Uns und „zu viel"! Wie war der denn unterwegs? Die waren doch alle schon deutlich älter als wir. Was sollte es da wohl großartig an Schwierigkeiten geben. Schließlich waren wir genau aus diesem Grunde in eine Senioren-Gymnastikgruppe gegangen.

Fritz ließ uns mit den anderen in der großen Sporthalle im Kreis herum laufen. Dabei wurden dann intervallartig die Hände gehoben und gesenkt, mit den Schultern kreisende Bewegungen vollführt, die Arme in kreisenden Bewegungen herumgewirbelt, oder mit ausgestreckten Extremitäten ununterbrochen kräftige Greifbewegungen gemacht. Bereits nach wenigen Runden war ich völlig fertig und setzte mich prustend und schnaufend auf eine der zahlreich am Rand stehenden Turnbänke. Der Schweiß lief an mir in wahren Sturzbächen herunter und meine Augen suchten verzweifelt nach der tapfersten aller Ehefrauen. Warum saß sie nicht längst neben mir? Sie musste doch mindestens genauso kaputtsein wie ich? Tatsächlich entdeckte ich sie auf der gegenüberliegenden Seite der Halle, ebenfalls schwer angeschlagen, auf einer Turnbank sitzend. Gequält lächelte ich zu ihr hinüber. Es beruhigte mich ein wenig, dass ich zumindest nicht allein als Weichei dasaß, während die anderen „sogenannten Senioren“ lächelnd und miteinander klönend an uns vorüber trabten, wobei sie auch weiterhin munter ihre Bewegungsübungen vollführten. Keiner von ihnen zeigte irgendein Anzeichen von Schwäche. Wie gesagt, - die meisten hatten sogar noch genügend Puste, sich angeregt miteinander zu unterhalten.

Als mir gerade klar wurde, was für ein entsetzlicher Schlaffi ich im Laufe der Jahre geworden war, kam Friedrich, ein 84jähriger Sportkamerad auf mich zu, legte tröstend seine Hand auf meine Schulter und sagte verständnisvoll:

„Lass es mal schön langsam angehen, mein Junge. Das wird schon.“

Mitleidig augenzwinkernd lief er anschließend mit den anderen weiter. Wie gesagt, - der Mann war 84. Genau 25 Jahre älter als ich!

Das war schon irgendwie deprimierend und so versuchte ich, aus der Serie „Es geht mir blendend – ist doch alles gar nicht so schlimm“ einen entspannten Gesichtsausdruck hervorzuzaubern. Ich blickte erneut zur besten aller Ehefrauen hinüber und machte mit dem Kopf eine kleine Geste, dass wir wieder mitmachen sollten. Mit gequält wirkendem Lächeln erhoben wir uns, versuchten locker zu wirken und machten wieder einige der Übungen mit. Bereits 10 Minuten später saßen wir erneut keuchend und völlig durchgeschwitzt auf der Turnbank. Langsam begann ich den oft gehörten Slogan „Sport ist Mord“ zu verstehen. Ich müsste nur noch einige Runden weiterlaufen und wäre dann wahrscheinlich ein echter Beweis dafür, dass es mit dieser Aussage seine Richtigkeit hat.

Bereits in der zweiten Woche war es mir dann wirklich gleichgültig, was die anderen wohl denken könnten, wenn ich Pausen einlegte. Ich wusste ja, warum und wofür ich das alles tat. Letztendlich hat mir der Erfolg Recht gegeben. Heute, nach eineinhalb Jahren regelmäßiger Gymnastik und 75 kg weniger Gewicht fühle ich mich besser in Form, als je zuvor.

Adonis in der Badehose

Zusätzlich zum wöchentlichen Termin in unserer Gymnastikgruppe kam die Teilnahme an der Aquagymnastik. Inzwischen habe ich diese Sportart wirklich lieben gelernt, denn im Wasser sind deine Bewegungen, schon allein wegen des Wasserdrucks, der auf den ganzen Körper wirkt, irgendwie ganz anders. Da Du im Wasser schneller auskühlst, musst Du dich ständig bewegen, so dass der Organismus gezwungen wird, ordentlich anzuheizen. Der Stoffwechsel läuft dann auf Hochtouren und es wird mehr Energie, also Kalorien, verbraucht. Selbst wenn Du am Ende der Stunde das Wasser verlässt, bleibt der Energieumsatz des Körpers noch für eine ganze Weile erhöht. Das Geheimnis der Aquagymnastik ist, dass Du dauernd gegen den Wasserwiderstand an arbeiten musst und dadurch Kraft, Ausdauer und Schnelligkeit verbesserst. So ganz nebenbei tust Du hierbei zusätzlich noch etwas für deinen Rücken, die Koordination und Beweglichkeit.

Auch als Mann wirst Du – wie ich selbst – von dieser Art der sportlichen Betätigung begeistert sein, wenn erst einmal die Vorurteile gegen Aquagym und Poolnudeln überwunden sind, denn Konditions- und Krafttraining haben dort einen hohen Stellenwert. So wird zum Beispiel mit Beinschwimmern die Intensität beim Aquajoggen erhöht und bei den Übungen mit der Poolnudel (ca. 1,6 Meter langer, flexibler Schaumstoff-Stab) wird der Trizeps gestählt.

Als ich nun das erste Mal in meinem fast sechzigjährigen Leben zur Aquagymnastik ging, war es bereits über zwanzig Jahre her, dass ich das letzte Mal eine Badehose angezogen hatte. Jemand, der so fett ist wie ich damals war, stellt seinen fast nackten Körper nicht so gern zur Schau. Doch jetzt kam ich daran wohl nicht mehr vorbei. So war es dann an einem Donnerstagabend im März 2011 soweit: Nachdem ich mir ein extragroßes Badetuch über die Schultern gehängt hatte, um mich nicht „so nackt“ zu fühlen, verließ ich tapfer den Umkleideraum. In meiner innerlichen Aufgeregtheit vergaß dann allerdings, dass ich mich eigentlich vorher noch hätte abduschen sollen. So betrat ich, völlig trocken, den unförmigen Oberkörper unter meinem „Sichtschutz-Handtuch“ versteckend und mit einer viel zu knappen Badehose aus dünneren Tagen, die Schwimmhalle. Als ich direkt vor der Eingangstür noch einmal prüfend an mit herunterblickte, schien mir mein ohnehin schon sehr mächtiger Bauch noch gewaltiger hervorzutreten, als sonst. Ich weiß nicht mehr genau, was ich erwartet hatte. Adonis in der Badehose geht auf jeden Fall anders! Selbst der eher lächerlich wirkende Versuch den Bauch eizuziehen, zeigte (selbstverständlich) keinerlei Veränderung meines Umfanges, - jedenfalls konnte ich nach wie vor weder Badehose, noch Fußspitzen sehen.

Du erinnerst dich bestimmt an die TV-Werbung, in der ein junger Mann an der Kasse eines Supermarktes unauffällig eine Packung Kondome zwischen seine Lebensmittel aufs Band legt, in der Hoffnung, die Kassiererin würde sie einfach kommentarlos über den Scanner ziehen. Niemand würde Notiz davon nehmen. Die nimmt dann allerdings das Päckchen mit den Verhüterlis hoch und schreit plärrend durch den Laden:

„Erna, - was kosten die Kondome?“

Schlagartig herrscht eine peinliche Stille und alle im Laden Anwesenden starren den jungen Mann an, der ganz offensichtlich vor Scham im Boden versinken möchte.

Ähnlich empfand ich meine Situation, als ich die Schwimmhalle betrat. Ich befürchtete damals wahrscheinlich, dass in diesem Moment die Erde ihre Rotation einstellen müsste - zumindest gäbe es einen Stillstand der Wasseroberfläche, ein augenblickliches Ende aller wahrnehmbaren Geräusche, das vermutlich in einem Herumfliegen aller Gesichter der im Bad Anwesenden in meine Richtung gipfeln würde. Ein oberpeinliches Kichern und Tuscheln könnte dann dem allen die Krone aufsetzen.

Doch, nichts von alledem geschah! Niemand, - wirklich niemand schien irgendwie Notiz von mir zu nehmen und so schlich ich mich hinüber zu den Fenstern, unter denen es Sitzmöglichkeiten gab. Hier wartete ich, meinen Körper unter dem riesigen Badetuch versteckend, bis die Teilnehmer der Vorgruppe das Becken verlassen hatten. Für einige Augenblicke war ich ganz allein und schnell stieg ich über die verchromte Leiter vom Beckenrand ins Wasser, das meinen unförmigen, schweren Körper sachte aufzufangen schien und ihn vor den befürchteten unverschämten Blicken der zu erwartenden Gaffer schützte. Ja, das war wirklich gut!

Inzwischen war auch die beste aller Ehefrauen mit den anderen Mitgliedern unserer neuen Gruppe aufgetaucht - sechzehn Frauen! Mein Vorurteil, dass es sich bei Aquagymnastik wohl eher um eine Frauensportart handeln würde, wurde augenscheinlich- und eindrücklich bestätigt. Doch dann, nur wenig später erschien Wilfried, ein EDV-Fachmann Mitte vierzig und ganz offensichtlich „ein Mann“. Na ja, wenigstens war ich nun nicht mehr der einzige Kerl in der Frauenrunde. Schnell hatte ich allerdings gecheckt, dass ich allem Anschein nach der Älteste sein musste. Die Jüngsten mögen Anfang zwanzig gewesen sein – drei junge Damen – die während des gesamten Trainings ununterbrochen miteinander redeten. Über den neuen Freund und das kommende Wochenende mit den dann anstehenden Partys, über die doofen Arbeitskollegen und den blöden Chef, über die schicken Klamotten und über die letzte Folge irgendeiner dämlichen Fernsehserie. Sie redeten wirklich ohne Punkt und Komma. Die Kommandos unserer Trainerin Katrin, die sich am Beckenrand redlich abmühte und die geforderten Übungen vorturnte, bekamen die drei Schnabbelschnuten in der Regel nicht mit, da sie viel zu sehr mit sich selbst beschäftigt waren. Ich versuchte, möglichst immer genügend Abstand zu ihnen zu bewahren, weil das viele Gerede nicht nur störend wirkte, - es ging mir tatsächlich ziemlich auf den Geist und wie mir meine liebe Ehefrau wortlos, durch einen zugeworfenen Blick bestätigte, ging es ihr ähnlich. Unter normalen Umständen wäre allein das ein Grund für uns gewesen, diese „Aqua-Laber-Veranstaltungen" nicht mehr zu besuchen. Aufgrund der Vorgaben der Krankenkasse mussten wir jedoch noch mindestens ein halbes Jahr tapfer sein, denn mindestens über diesen Zeitraum benötigten wir eine abgestempelte Bestätigung, über eine regelmäßige Teilnahme an zwei wöchentlichen Sporteinheiten.

Einige Monate später ergab sich dann nicht nur die Möglichkeit, in eine andere „Planschgruppe" zu wechseln, sondern auch von der relativ großen- und auf uns oft unpersönlich wirkenden Senioren-Gymnastikgruppe in unsere heutige, etwas überschaubare „Zappel-Truppe" hinein zu kommen. Dieser Wechsel hat letztendlich bewirkt, dass die beste aller Ehefrauen und ich sportlich „drangeblieben" sind und wir nicht – nach dem für die OP-Kostenübernahme geforderten halben Jahr –

mit den üblichen Entschuldigungen, wie „keine Zeit“, „zu schlechtes Wetter“, oder „Kopfschmerzen“, aufgegeben haben.

Wenn Du also in einer Sport- oder Gymnastikgruppe bist, in der Du dich nicht richtig wohlfühlst, dann lass dir bitte nicht von deinem inneren Schweinehund einreden, dass Sport ja doch „irgendwie blöd“ ist und Du ja auch zuhause ein paar Übungen machen kannst. Probiere andere Gruppen aus, bist Du „deine“ Truppe gefunden hast. Vielleicht bist Du ja aber auch der Typ Mensch, der lieber mit einer Bekannten oder einem Freund (oder dem Partner) gemeinsam im Fitness-Studio was macht. Egal, - wichtig ist, dass es dir Spaß macht und dass Du es regelmäßig tut. Du wirst dann schon sehr bald erste Erfolge in Bezug auf Beweglichkeit und Fitness bei dir feststellen können.

Wenn Bewegung Spaß macht

So war es auch bei der besten aller Ehefrauen und bei mir selbst. Nach unserem Gruppenwechsel fing die ganze Sache an, uns Spaß zu machen und so entschieden wir uns, die sportliche Betätigung auch über das geforderte halbe Jahr hinaus weiter zu betreiben. Unter der absolut fachkundigen Anleitung unseres heutigen Trainers, dem mit einem wunderbar-spitzbübischen Humor ausgestatteten Hubertus, müht sich unsere ganze Truppe Woche für Woche redlich, fit zu bleiben. Ob Bodenübungen, oder Zirkeltraining, - ob Gummiringe, Terrabänder, Gymnastikbälle oder Minihanteln, - Hubertus setzt immer die richtigen Folterwerkzeuge ein, um uns bei Laune- und Gelenkigkeit zu halten. Wenn ich hier von „uns" rede, meine ich nicht nur mein geliebtes Eheweib und mich selbst, sondern die ganze Bande. Deshalb möchte ich an dieser Stelle nicht versäumen, unsere motivierend-fidele Hampel-Gruppe einmal etwas näher vorzustellen:

Da ist zum Beispiel Wolfgang, der drahtige Ruheständler, der mit seiner immer heiteren Frau Monika kein einziges Treffen versäumt. Da ist die fröhlich-humorvolle Angelika, die durch ihre temperamentvolle und offene Art auch Gruppenneulingen das Gefühl gibt, schon ewig dazuzugehören. Oder Gabi, die oft nachdenklich wirkende, charmante Kindergärtnerin, die so zauberhaft lachen kann.

Da ist Sergei, der absolut liebenswerte russland-deutsche Macho mit dem Herzen am rechten Fleck, der immer sehr temperamentvoll über seine beruflichen Abenteuer am Steuer eines riesigen Rasenmähers berichtet, oder unser Witwer Hans-Peter, der nicht nur nach passenden Teilen für seinen Oldtimer-Scirocco Ausschau hält, sondern auch nach einer entsprechenden weiblichen Mitfahrerin, sowie die freundliche Klara, eine eher zurückhaltende und sehr liebenswürdige Vertreterin des weiblichen Geschlechts.

Erstmalig trafen wir diese wunderbaren Menschen im Sommer 2011, weil unsere damalige Aquagymnastik-Gruppe (die mit den Schnabbelschnuten) während der Ferien pausierte, wir aber trotzdem wöchentlich zweimal Sport nachweisen mussten (Nachweis für die Krankenkasse). Da wir inzwischen unsere Ernährung umgestellt hatten und schon vier Monate regelmäßig Sport trieben, hatte ich in dieser Zeit bereits 16 Kilogramm abgenommen, war mit 140 Kilo allerdings noch ein sehr stattliches Exemplar der menschlichen Rasse. Wir stellten uns den Anwesenden vor und erklärten ihnen, dass wir uns auf eine Magenbypass-Operation vorbereiten würden.

Die familiäre Atmosphäre hier gefiel mir auf Anhieb ausgesprochen gut, obwohl mich der Trainer sehr schnell an meine Grenzen führte. Ich erinnere mich dabei an Dehnübungen, die wir an der Wand stehend machten und ich nicht in der Lage war, meinen linken Fuß – mit der Hand das Fußgelenk umfassend – nach oben zu ziehen. Hubertus erkannte mein Problem sofort und brachte mir – ohne viel Aufsehen davon zu machen – ein Seil, das ich dann als „Armverlängerung“ benutzen konnte.

So lernten die neuen Sportkammeraden die beste aller Ehefrauen und mich in den folgenden Wochen der Sommer- und dann auch der Herbstferien ein wenig näher kennen. Wir jedenfalls fühlten uns angenommen und waren sehr froh, als sich dann Anfang 2012 eine Möglichkeit bot, offiziell in diese Gruppe zu wechseln.

Wo gibt es Informationen?

Als ich mich ernsthaft mit dem Gedanken zu befassen begann, mir einen Magenbypass operieren zu lassen, begann ich mich erst einmal so umfassend wie möglich zu informieren, denn eine solche Entscheidung will wohl durchdacht sein. Jedenfalls hatte ich eine Menge Fragen, die auf Antworten warteten. Noch bevor ich meinen Beratungstermin im Adipositaszentrum vereinbarte, googelte ich im Internet. Unter den entsprechenden Suchbegriffen (Magenbypass, Adipositas) gibt es dort jede Menge Infos, Geschichten und Filmchen. In unzähligen Foren wird über diese Themen ausführlich diskutiert und zusätzlich bieten mehrere ausländische Kliniken Schlauchmägen, Magenbypässe, Magenballons und –Bänder gegen Bargeld an. Doch was von alledem ist seriös? Welchen Informationen kann man wirklich vertrauen?

Dann gibt es ja noch das Fernsehen. Neben einigen ziemlich guten Informationssendungen zum Thema Adipositas gab- und gibt es dort häufig Reportagen, Doku Soaps, Comedy Serien und Coaching Shows, in denen Dicke entweder als Versager, Dummchen, oder fettleibige Attraktion einem Millionen-Publikum vorgeführt werden.

Nach meiner Einschätzung geht es vielen TV-Sendern nur darum, die Sensationsgeilheit eines gewissen Teils ihrer Zuschauer zu befriedigen, die Dicke gern als *„komische Figuren“*, oder als *„abnormale Kranke“* sehen wollen. Für höhere Einschaltquoten macht sich so mancher Programmdirektor auch gern mal zum Äffchen. Als zusätzlichen Nachteil empfand ich die starren Sendezeiten. Häufig liefen gerade dann interessante Sendungen, wenn ich keine Zeit hatte.

Im Internet ist das natürlich anders. Da bekomme ich meine gewünschten Informationen zu jeder Tages- und Nachtzeit. Ein deutliches Plus gegenüber dem herkömmlichen Fernsehen. Allerdings ist die schier unglaubliche Fülle an Infos überwältigend. Was ist seriös, - was ist Quatsch? Wer will mir nur seine Diät verkaufen und wem geht es tatsächlich um meine Gesundheit? So durchstöberte ich damals zahlreiche Adipositas-Foren, las viele gute-, aber auch einige dämliche Zeitungsartikel zum Thema, sah manch mehr oder weniger grausliches Foto von aufgeschnittenen Leibern, aber auch ziemlich aufschlussreiche Grafiken und Animationen, wie so eine Magenbypass-Operation von statten geht. Sehr interessant fand ich auch einige Internet-Videos mit Erlebnisberichten von Menschen, die eine solche Operation bereits hinter sich hatten. Sie haben ihre Erfahrungen meist vor der heimischen Webcam aufgezeichnet und dann ins Netz gestellt. Bei den allermeisten störte mich allerdings die grottige Bild- und Tonqualität, so dass es oft sehr nervig war, den Beiträgen über einen längeren Zeitraum zu folgen.

Was mir im Internet tatsächlich fehlte, war eine einigermaßen umfassende-, professionell gestaltete und verlässliche Informationsmöglichkeit für adipöse Menschen, wobei ich persönlich als Informationsträger das bewegte Bild (Videos) bevorzuge. So etwas wie eine, von medizinischen Fachleuten kontrollierte, in sich abgeschlossene Online-Videothek mit Tipps zum Thema Adipositas, mit Erfahrungsberichten von Operierten genauso, wie mit Erklärungen und Erläuterungen von Ärzten und anderen Experten. Dazu käme dann noch die Sicherheit, dass nicht jeder Scharlatan unkommentierten Blödsinn zum Thema verbreiten dürfte.

Der Gedanke, anderen Menschen mit Übergewichtsproblemen auf diese Weise helfen zu können, faszinierte mich und da ich beruflich aus der TV- und Videoecke komme, entschloss ich mich, meine Erfahrungen vor- und nach der Operation unter dem Titel „Projekt Wunschgewicht“ aufzuzeichnen. Parallel dazu beauftragte ich einen meiner Mitarbeiter, eine entsprechende Internet-Plattform zu programmieren. Das war die Geburtsstunde des Internet-Fernsehens speziell für Adipöse: **www.dick-tv.de**.

Hier kann man sich heute – unter anderem – umfassend über die Möglichkeiten und Chancen der Adipositas-Chirurgie informieren. Dick-TV steht inzwischen unter der Schirmherrschaft des Leiters des Adipositaszentrums Braunschweig und bietet ernsthafte Beiträge, Tipps und Infos rund um die Magenbypass-Operation.

Die ersten Beiträge, die wir damals produzierten, gehörten – wie gesagt – zum „Projekt Wunschgewicht“, eine Art Videotagebuch vor- und nach meiner Magenbypass-Operation. Im Laufe der Zeit kamen dann immer mehr Filme dazu, unter anderem auch ein Gespräch mit dem Arzt, der mich schließlich operieren sollte (siehe nächstes Kapitel).

Zu guter Letzt wirst Du aber an einem Beratungsgespräch im Adipositaszentrum nicht vorbei kommen. Das ist und bleibt der sicherste- und seriöseste Weg. Am Ende des Buches findest Du eine Liste mit entsprechenden Einrichtungen in Deutschland. Dort wird man dich auf jeden Fall kompetent und umfassend informieren und beraten.

Fragen an den Spezialisten

Ein Gespräch mit dem Leiter des Adipositaszentrums im HEH, Herrn Dr.med. Hinrich Köhler

Noch lange vor meiner Operation verabredete ich einen Interview-Termin mit dem Leiter des Adipositaszentrums im HEH Braunschweig, Herrn Dr. Köhler. Dieser Mann würde auch mich irgendwann operieren und ich dachte mir, die Fragen, die ich im Vorfeld an ihn hatte, würden wahrscheinlich noch viele andere „Leidensgenossen" genauso brennend interessieren, wie mich selbst. Hier das Gespräch.

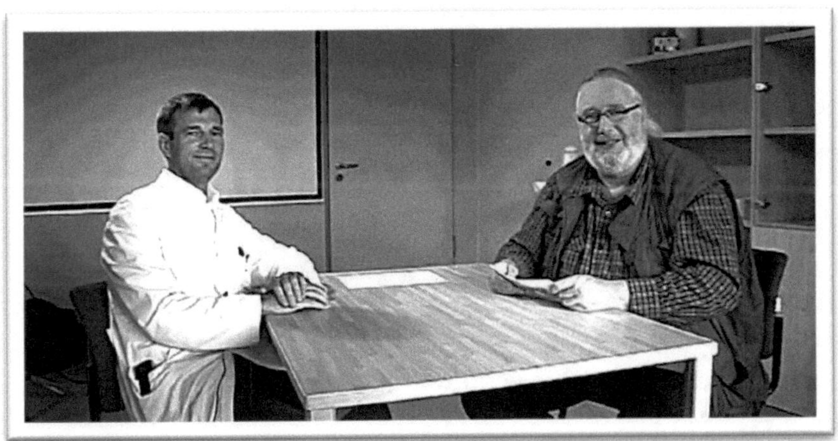

Dr. Köhler im Gespräch mit Benjamin Paul Iddings (vor der OP im Mai 2011)

Benjamin Paul Iddings: Diese morbide Adipositas, - also diese krankhafte Übergewichtigkeit, wird als eine chronisch, lebenslang andauernde und von ganz vielen Faktoren abhängige Erkrankung beschrieben, bei der unser Körper je nach Anlage der betreffenden Person exzessiv Fett ablagert. Hab´ ich das jetzt so richtig gesagt?

Dr. Köhler: Ja, das haben Sie richtig beschrieben. Krankhafte Adipositas wird definiert als Adipositas mit einem BMI über 40. Wichtig ist, was Sie auch angesprochen haben, dass es eine lebenslange Erkrankung ist. Darum werden all´ diese Operationen, die wir machen, auch dauerhaft angelegt. Ich werde immer wieder gefragt, ob es nach ein-, zwei-, fünf, oder zehn Jahren wieder rückgängig gemacht wird, - das wird's natürlich nicht, weil, dann würde der Patient wieder so stark zunehmen.

Benjamin Paul Iddings: Ich selbst wog zum Beispiel bei meiner Hochzeit vor vierzig Jahren 72 Kilo. Anfang diesen Jahres (März 2011) habe ich nun die Notbremse gezogen bei 155 Kilo – es gibt natürlich auch noch Leute, die viel mehr wiegen, aber 155 Kilo war bei mir jetzt schon wirklich so der Punkt, wo die Knie nicht mehr richtig wollen und die nächste „Zehnerstufe" ist für mich der Weg zum Rollator. Ich frage mich natürlich, wie viele meiner Leidensgenossen auch, warum haben mir denn alle bisherigen Fastenzeiten, Diäten, Trennkost und dann so „kontrolliertes Abnehmen in der Gruppe", oder auch der Fettarm-Kochkurs, den meine Krankenkasse angeboten hatte und den ich mitgemacht habe, - warum hat mir das letztendlich alles nichts geholfen?

Dr. Köhler: Also, es sind zwei Aspekte. Zum einen gibt es Patienten die an sich einen sehr starken Ess-Trieb haben – immer starkes Hungergefühl haben und einfach große Mengen zu sich nehmen. Dann gibt es aber auch die Theorie der sparsamen Gene, also es gibt auch Patienten, die essen gar nicht mehr als Normalgewichtige, der Körper hat aber nur einen so niedrigen Grundumsatz – so einen sparsamen Stoffwechsel – dass der in der Lage ist, mit sehr wenig Nahrung wesentlich besser auszukommen. Das ist durch die Evolution ein Vorteil gewesen die letzten hunderttausende von Jahren. Die Evolution ist in den letzten hundert Jahren einfach nicht hinterher gekommen, wo jetzt Nahrungsmittel im Überfluss da sind, diesen Vorteil so schnell wieder rück zu bilden. Das ist quasi einfach Jahrmillionen ein Vorteil gewesen in Zeiten von Nahrungsknappheit mit wenig auszukommen und Fettreserven anzusetzen. Das hat sich jetzt in den Zeiten des Überflusses in einen Nachteil verkehrt. Da sind es die Gene, - die genetische Komponente, die Veranlagung, - da kann man nicht alles draufschieben, aber man kann auch nicht einfach nur alle Schuld auf den Patienten schieben, dass er sich einfach nicht im Griff hat, einfach weniger essen müsste. Das treibt den Patienten dann in depressive Verstimmungen, dass er dieses vermeintlich leichte Ziel doch jedes Mal wieder verpasst. So ist es nicht. Die Menschen sind da sehr unterschiedlich und einige können da kaum etwas gegen tun.

Benjamin Paul Iddings: Ich habe den Eindruck, dass in der letzten Zeit die Magenbypass-Operation dem Schlauchmagen und dem Magenband vorgezogen wird. Ist das so und wenn ja, - warum ist das so?

Dr. Köhler: Wenn Patienten mit den herkömmlichen Maßnahmen Sport und Gewichtskontrolle Diät ihr Gewicht nicht kontrollieren können und der BMI immer noch über 40 liegt, dann wird eine Operation empfohlen. Der Magenballon ist aus den offiziellen Empfehlungen herausgenommen, weil er eben nur für sechs Monate eingesetzt wird und der Erfolg nicht so überzeugend ist. Es gibt – mittlerweile nicht nur in Deutschland sondern weltweit – drei Operationen, die in großer Zahl angewendet werden, das sind Magenband, Magenbypass und Schlauchmagen. Die Schlauchmagen Operation ist eine neuere Operation, da gibt es noch keine Langzeitergebnisse, deshalb sollte sie auch etwas zurückhaltend und vorsichtig angewendet werden. Die beiden Standard Operationen sind Magenband und Magenbypass. So ist es in unserem Zentrum und in den meisten anderen Zentren. Weltweit wird das auch so gehandhabt. Ich denke, sowohl bei uns, als auch weltweit in den meisten Zentren ist es so, dass das Verhältnis des Magenbandes zum Magenbypass so bei 20 bis 30 zu 70 bis 80 liegt. Das Magenband ist für die leichteren Fälle, die nur etwas Hilfe brauchen, - kleine Operation, kleineres Risiko. Wenn die Patienten aber kaum abnehmen können, viele fehlgeschlagene Diäten hinter sich haben und ihr BMI weit über 40 liegt, - dass es verschiedene Hinweise gibt, dass das Magenband als Hilfsmittel nicht ausreicht, dann macht man eher den Bypass. Und das sind halt 70 bis 80 Prozent der Patienten.

Benjamin Paul Iddings: Nun habe ich gehört, dass sich bei dieser Magenbypass-Operation um eine technisch sehr anspruchsvolle Geschichte handelt. Das ist wohl nicht so „im Vorbeigehen" gemacht, sondern es ist auch für Sie als Fachmann eine richtige Herausforderung. Was ist denn so besonders an dieser Operation?

Dr. Köhler: In der Hand des Geübten, der diese Operation auch nahezu täglich durchführt, ist diese Operation flott und risikoarm umzusetzen. Der Knackpunkt bei dieser Bypass Operation ist, dass man zwei Verbindungen im Bauch herstellen muss. Einmal vom Dünndarm zu dem kleinen Vormagen, der gebildet wird und dann noch die sogenannte Fußpunktanastomose, eine Dünndarmverbindung tiefer, wo die Verdauungssäfte zugeleitet werden. Wenn eine dieser Nähte aufgeht, dann kriegt der Patient schwere, unter Umständen lebensbedrohliche Probleme in der Bauchhöhle. Das macht es so ernst, aber wenn diese Operation letztlich routiniert von jemandem durchgeführt wird, der das häufig macht, dann ist das Risiko sehr gering. Die Mortalität (Sterberate) wird in der Literatur mit 0,5 Prozent beschrieben.

Benjamin Paul Iddings: Ich habe auf zahlreichen Adipositas-Webseiten gelesen, dass für den Erfolg der Magenbypass-Operation vor allem die Motivation des Patienten maßgeblich ist. Dort sagt man auch, dass eine komplette Umstellung der Essgewohnheiten und das individuell abgestimmte Trainingszeiten, Sport usw., für den Patienten unumgänglich sind. Eine diesbezügliche Änderung der Verhaltensweise soll dann mit Hilfe psychologischer Betreuung angestrebt werden. Das hört sich nun für jemanden wie mich, der schon viele erfolglose Abnehm-Versuche mit allen möglichen Dingen hinter sich hat ziemlich schwierig, - fast aussichtslos an. Die meisten der Übergewichtigen haben doch alles schon durch. Die wissen, man soll eigentlich fettarm… - und man muss sich bewegen, - Muskelaufbau und all´ das. Wir wissen das alles! Wenn ich das jetzt aber hier auch brauche, wie kann mir dann die Magenbypass-Operation wirklich helfen, dass ich das wirklich diesmal schaffe?

Dr. Köhler: Also, diese Ausführungen die widersprechen sich ja an sich. Wenn Sie einem Übergewichtigen sagen, es ist unumgänglich, dies und das und jenes zu tun, und er tut das, dann wird er abnehmen. Wir haben auch die Erfahrung gemacht, dass wir dem Patienten viele Hilfen an die Hand geben, was Sie vor der OP und vor allem nach der OP essen dürfen und was nicht und unsere Erfahrung zeigt, dass sich kein Patient an diese Empfehlung hält. Keiner. Jeder kommt nach kurzer Zeit zu mir und sagt: Herr Doktor, ich habe gesündigt. Ich hab´ das und das versucht – genau das Falsche. Andersherum, - die Bypass Operation funktioniert, egal wie Sie sich verhalten! Es kann nur, wenn Sie wirklich kurz nach der Operation die völlig falschen Sachen essen, auch zu sehr unangenehmen Problemen führen. Da versuchen wir natürlich den Patienten vorzubereiten. Außerdem ist diese Bypass Operation nicht eine „Zauber-Operation", die dem Patienten Gewichtsabnahme und Gewichtskontrolle bis zum Lebensende garantiert, sondern sie hilft dem Patienten für ein- bis zwei Jahre einmal richtig viel abzunehmen – eine erfolgreiche Diät durchzuführen – und in dieser Zeit muss der Patient sich umstellen und sich an die kleinen Mengen, zu denen er durch den Bypass in den ersten Monaten gezwungen wird, sich angewöhnen und dann aber aktiv beibehalten. Nach ein- bis zwei Jahren, wenn der Patient es drauf anlegt, sich immer das „reinzudrücken" was geht, dann kann er auch wieder zunehmen. Nicht so extrem, wie ohne Bypass, aber doch auch schon gehörige Portionen. Unsere Erfahrung zeigt aber, dass das nur sehr wenige Patienten machen. Die meisten, - mit Abstand die meisten Patienten stellen sich größtenteils um. Einige halten das Gewicht, das sie in den ersten ein-, zwei Jahren erreicht haben, tatsächlich langfristig. Viele nehmen vielleicht nach anderthalb- oder zwei Jahren dann so 5 oder 10 Kilo zu, also etwas moderat, aber nicht so extrem. Das sind so die Erfahrungswerte, die wir haben. Durch diese stringente Vorbereitung des Patienten und Betreuung und die Animation, sich dann auch körperlich aktiv zu engagieren, wollen wir das unterstützen, dass er mit diesem Bypass ein möglichst gutes Ergebnis erzielt in den ersten ein- bis zwei Jahren. Je mehr der Patient das berücksichtigt, desto besser wird das

Endergebnis. Wenn er alles falsch macht und sich nur aufs Sofa legt und nur hochkalorische Sachen nach dem Bypass nimmt, dann wird er auch abnehmen, aber bei Weitem nicht so viel, dass wir zufrieden wären.

Benjamin Paul Iddings: Ich fühle mich als Patient hier in Ihrem Zentrum wirklich gut beraten. Ich kann mir gar nicht vorstellen, wie das ohne eine umfassende Beratung gehen soll. Ich habe zum Beispiel einen Bekannten, der hat einfach einen Termin gemacht und hat sich dann operieren lassen. Da gab es keinerlei Vorbereitung.

Dr. Köhler: Wir haben sehr gute Erfahrungen mit unserem fast halbjährlichen Vorbereitungsprogramm gemacht, durch dass die Patienten intensiv vorbereitet werden, auf diese Operation und auch wissen, was von der Ernährung her, nach der Operation auf sie zukommt. Auch, was für Vitamine und Calcium sie hinterher ergänzen müssen, - was auch während des stationären Aufenthaltes mit ihnen passiert, so dass das wirklich sehr reibungslos hier über die Bühne geht. Wir haben schlechte Erfahrungen gemacht, die Patienten quasi nach einem Ambulanzkontakt sozusagen „von der Straße weg" zu operieren. Die Patienten sind dann wie überrollt während des stationären Aufenthaltes und wissen hinterher plötzlich gar nicht mehr, was man ihnen vorher erzählt hat. Das kann man dem Patienten nicht in ein-, oder zwei Kontakten vermitteln. Außerdem haben wir sehr gute Erfahrungen mit dem Gruppenkonzept gemacht, - dass nicht der Arzt, oder Therapeut, oder der Psychologe dem Patienten eins zu eins Anleitungen gibt, sondern dass die Patienten zu zehnt in der Gruppe zusammen dieses erarbeiten und teilweise der Therapeut nur noch moderieren muss. Wo also in der Gruppe die wichtigen Dinge gefragt- und auch beantwortet werden.

Benjamin Paul Iddings: Eine Frage, die sicherlich nicht nur mich bewegt, ist: Können während-, oder nach der Operation Komplikationen auftreten und wenn ja, welche?

Dr. Köhler: Es gibt einige spezifische Probleme, auch mit dem Bypass, oder mit einer Adipositas Operation, die man aber gerne in Kauf nimmt, weil es Studien gibt, die zeigen, dass diese typischen Bypass-Komplikationen wesentlich weniger Patienten ernsthaft gefährden – bei großen Gruppen gesehen – als das Übergewicht, - also wenn man sie dick lassen würde. Das ist ja auch unsere Motivation, als Ärzte dem Patienten diese Operation zu empfehlen und auch durchzuführen, nicht, weil der Patient sich unwohl fühlt, schwitzt und unbeweglich wird und sich vielleicht nicht schön findet und schämt, - sondern weil dies Adipositas eine sehr aggressive Erkrankung ist, die das Herz, die Lungen und den gesamten Körper immens schädigt und auch zu einer frühen- und hohen Sterblichkeit führt. Das sind wirklich rein medizinische Gründe und nicht irgendwelche kosmetischen Aspekte, oder die Haut, oder so etwas. Das nimmt man in Kauf. Im Vordergrund steht es eben, dem Patienten aus diesem Hochrisikobereich der morbiden Adipositas heraus zu führen. Viele Patienten – zeigt unsere Erfahrung – brauchen hinterher keine Hautkorrektur, - können das mit entsprechend straffer Wäsche gut kaschieren und damit umgehen. Einige Patienten, die sehr laxe Haut haben, die sehr tief hängt, die auch mal Entzündungen entwickeln – die allerdings niemals wirklich bedrohlich sind – da entfernen wir dann die überschüssige Haut. Das sind aber dann hinterher kleinere Dinge, die für die Gesundheit nicht so im Vordergrund stehen.

Benjamin Paul Iddings: Was gibt es denn noch für typische Bypass-Komplikationen?

Dr. Köhler: Was wir häufiger sehen, dass sich der Übergang von dem kleinen Vormagen zum Darm entzündet, ähnlich wie ein Magen-Geschwür. Das können wir in den meisten Fällen behandeln mit Magensäure supprimierenden Medikamenten. In seltenen Fällen müssten wir, wenn es zu einer Engstelle dort kommt, per Magenspiegelung das etwas weiten. Größere Komplikationen haben wir sonst in diesem Bereich nicht gesehen. Was man immer im Kopf haben muss, ist, dass durch das Umlegen des Darmes eine Tasche hinter dem Darm entsteht, wodurch der Dünndarm verdrehen und verklemmen kann. Das kann zu einem Darmverschluss führen. Wenn der Patient also starke Bauchschmerzen entwickelt, dann sage ich ihm immer, melden Sie sich sofort bei uns, oder dem nächsten Krankenhaus, dass man dort nachschaut. Wir haben das jetzt bei vielen hundert Bypass Operationen lange nicht beobachtet. Ich habe es immer gesagt, wir haben es noch nie gehabt, hatten jetzt aber gerade kürzlich den ersten Patienten mit solch einem Darmverschluss. Wir haben das dann durch eine Operation schnell behoben, auch ohne bleibende Schäden für den Patienten. Es gibt schon so ein paar Sachen, auf die man achten muss, aber grundsätzlich muss man sagen, es sind die Patienten viel gesünder nach der Operation, als vorher.

Benjamin Paul Iddings: Nun habe ich gehört- und es ist ja auch hinlänglich bekannt – dass dieser Diabetes, von den Menschen, die operiert werden, verschwindet. Und dann habe ich ganz neu die Information bekommen – was mich selber auch betrifft – dass die Schlafapnoe auch nachlassen soll. Ist das so, - also Diabetes und Schlafapnoe?

Dr. Köhler: Alle Krankheiten, die durch das Übergewicht ausgelöst werden, verschwinden hinterher vollständig. Das ist das gesamte metabolische Syndrom mit Diabetes, hohem Blutdruck, Fettstoffwechselstörungen, Cholesterinerhöhung, aber auch weitere Erkrankungen wie Schlafapnoe, Krebs zahlreicher Organsysteme, polyzystische Ovarialsyndrom (auch kurz PCO-Syndrom, ist eine der häufigsten Stoffwechselstörungen geschlechtsreifer Frauen), vielerlei Probleme, die durch das Übergewicht ausgelöst werden verschwinden hinterher vollständig. Am beeindruckensten ist dieser Effekt allerdings bei dem Typ 2 Diabetes. Man sprach auch, als man das wahrgenommen hat Mitte der neunziger Jahre von chirurgischer Heilung des Typ 2 Diabetes. Da haben die Diabetologen aber ihr Veto eingelegt und gesagt, genauso wie das Übergewicht eine lebenslange Erkrankung ist, ist das Typ 2 Diabetes ist eine lebenslange Erkrankung. Seitdem haben wir uns geeinigt mit den Internisten, - wir nennen es Vollremission, also vollständige Rückbildung des Typ 2 Diabetes, weil es kann ja theoretisch irgendwann wiederkommen, wenn der Patient wieder zunehmen würde. Also, dieser Effekt ist am beeindruckensten. Es sind da nicht nur die Gewichtsabnahme, sondern auch hormonelle Veränderungen im Bauch, dass nämlich Nahrungsmittel ungebremst im unteren Dünndarm erscheinen, dafür verantwortlich, dass dort Hormone des Magen-Darmtraktes hochgeregelt werden, die dafür sorgen, dass die Bauchspeicheldrüse so stark stimuliert wird, dass sie wieder anspringt und genug arbeitet, - dass das System wieder funktioniert. Dies gelingt vor allem in den ersten Jahren, wenn der Diabetes, die Insulinpflicht schon über 10 Jahre besteht, dann kann es sein, dass es nichtmehr zu einer vollständigen Rückbildung kommt, weil die Bauchspeicheldrüse schon „wie ausgebrannt" ist und nicht mehr richtig, ausreichend anspringen kann. Aber bei allen, bei denen der Typ 2 Diabetes, also die Insulinpflicht weniger als 10 Jahre besteht, da kann man jetzt von deutlich über 90 Prozent von Remission ausgehen.

Benjamin Paul Iddings: Sagen Sie doch bitte noch etwas über das Antragsverfahren, durch das wir ja alle durch müssen. Über die Krankenkassen, - egal bei welcher, wir müssen irgendwo einen Antrag stellen und der wird dann genehmigt, oder nicht genehmigt.

Dr. Köhler: Genau, das ist eine wichtige Frage, die sicherlich viele Patienten, oder Betroffene interessiert. Die Operation zur Gewichtskontrolle, eine Magenverkleinerung ist nicht Regelleistung der gesetzlichen Kassen, sondern muss im Einzelfall beantragt werden. Hierfür gibt es – zum Glück endlich – in Deutschland klare „Spielregeln". Der Patient muss ein halbes Jahr lang unter ärztlicher Kontrolle – zum Beispiel durch so ein Adipositaszentrum – ernsthaft versucht haben, sein Gewicht zu kontrollieren, mit den Komponenten Sport, Ernährungsberatung, psychologische Begleitung / Verhaltenstherapie und einige weitere Kriterien. Wenn er dies alles erfüllt, dann gibt es ganz klare Kriterien mittlerweile, im Dialog mit dem MDK und den Kassen, - wenn der Patient dies ernsthaft alles befolgt hat und immer noch morbid adipös ist, dann kann man sagen „ok, mit der konservativen Therapie ist dem Problem nicht Abhilfe zu schaffen" und es wird diese Operation genehmigt. Es ist also kalkulierbar. Der Patient muss nur entsprechend betreut und geführt werden. Alleine schaffen die Patienten das oftmals nicht. Diese Kriterien zu erfüllen, das ist schon eine diffizile Angelegenheit. Diesen Anforderungskatalog, den kann ein Laie so gar nicht richtig durchblicken.

Benjamin Paul Iddings: Was habe ich denn jetzt – so aus Ihrer Sicht – vergessen zu fragen?

Dr. Köhler: Wichtig ist nicht nur die Vorbereitung des Patienten auf die Operation, was wir hier sehr intensiv betreiben über ein halbes Jahr, wo wir auch sehr gute Erfahrungen mit gemacht haben, dass die Patienten eben nicht „von der Straße weg" operiert werden, - mit so ein- oder zwei Gesprächen in der Ambulanz, sondern sich über Monate vorbereiten – gut vorbereitet zum stationären Aufenthalt kommen, - auch wissen, was während des stationären Aufenthalts mit ihnen passiert und noch viel wichtiger, - was nach dem stationären Aufenthalt mit ihnen passiert. Genauso wichtig ist die Nachsorge, dass man hinterher guckt, dass die Patienten ihre Supplementationen nehmen, - also nach der Bypass Operation wird empfohlen, dass der Patient Calcium und Vitamine ergänzt, um nicht in eine Mangelsituation zu kommen. Wir beobachten es immer wieder, dass der Patient geht und hinterher vom Apotheker oder Hausarzt irgendwelche anderen Ratschläge bekommt. Oder dass gesagt wird, wir überprüfen die Blutwerte und gucken dann mal. Wichtig ist, dass dieser Patient sich immer auch an die Empfehlungen des Adipositaszentrums hält und das nimmt, was wir empfehlen, sonst passiert in den ersten Wochen, wenn er nichts nimmt, gar nichts schlimmes, - aber nach Monaten, oder vielleicht Jahren kann er in Mangelsymptome kommen, die es natürlich frühzeitig gilt zu erkennen. Wir versuchen alles, um das im Vorfeld zu vermeiden.

Benjamin Paul Iddings: Herr Doktor Köhler, danke, dass Sie sich so viel Zeit für uns genommen haben.

Wie bereits gesagt, das hier abgedruckte Gespräch kannst Du dir im Internet unter **www.dick-tv.de** anschauen. Den Beitrag findest Du dort unter „SprechZeit… mit Dr. Köhler".

Was denken die anderen?

Eine Frage, die mich seit Langem interessierte, lautete:

„Was denken eigentlich Normalgewichtige, wenn sie jemanden von meinem Kaliber (156 kg) mit einem Eis, einem Burger, oder einer Tüte Pommes durch die Stadt laufen sehen?“

So schnappte ich mir mein Filmteam und wir begaben uns mit folgender Frage in die Braunschweiger Fußgängerzone:

„Wenn Sie hier in der Stadt einen dicken Menschen sehen, der irgendetwas zu futtern in der Hand hat, löst das bei Ihnen irgendwas aus? Was denken Sie dann insgeheim?“

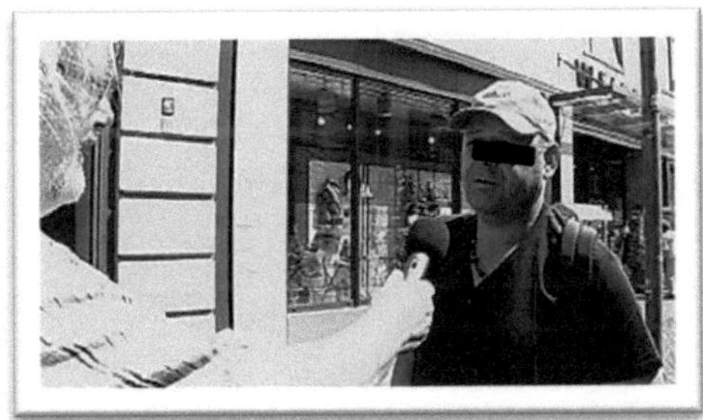

„Ja, - also ein Eis würde bei mir nichts auslösen, aber wenn er jetzt so ´nen fetten Döner, oder so ganz ungesunde Sachen dabei hätte, würde ich wohl auch denken: Muss das wirklich sein? Vielleicht sollte der da wirklich ein bisschen mehr drauf achten. Na ja, - Es kann ja auch eine Sucht sein, oder Frustessen…“

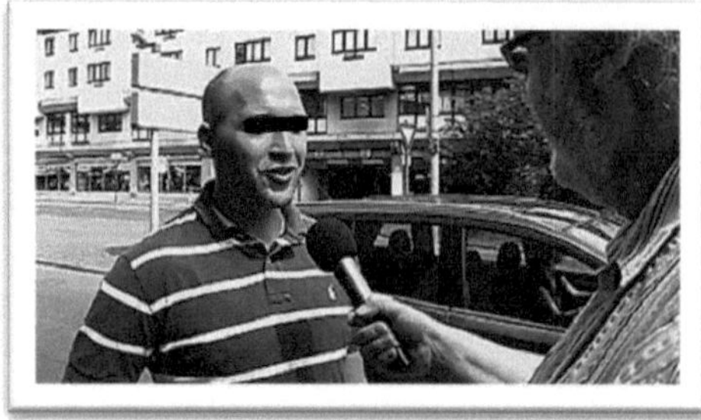

„Dann denk ich mir: Hau rein, Keule! Scheint dir zu schmecken.“

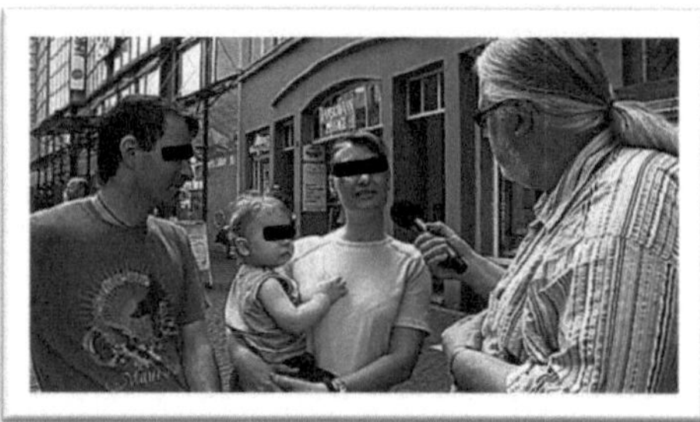

Sie: „Also, ich denke schon, dass man sich in dem Moment denkt: Tut das jetzt noch not?“

Er: „Also, ich nehme das nicht so wahr. Ich achte da nicht so drauf.“

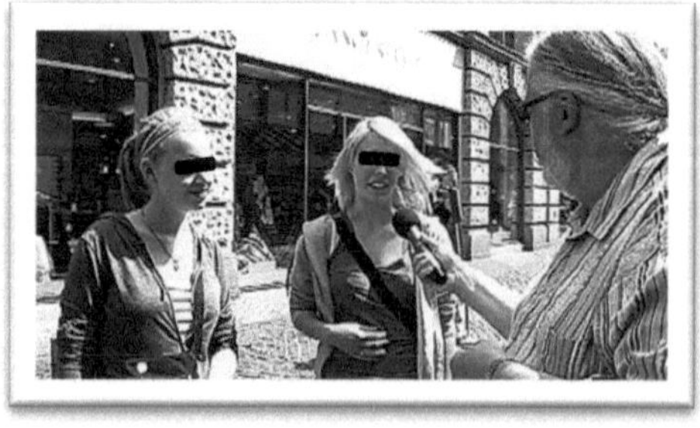

„Ich meine, das ist ja immer die Entscheidung von einem selber, wie viel man isst, oder auch nicht. Also, das ist ja nicht unser Problem (das traf den Nagel auf den Kopf, denn die beiden Mädels hatten eine Top-Figur).

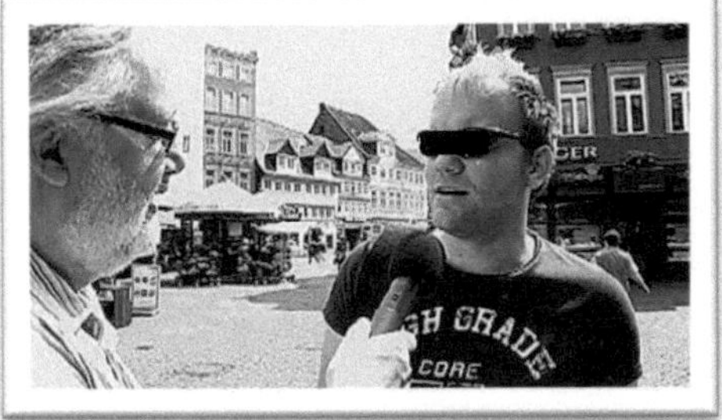

„Würd ich nicht unbedingt sagen. Vielmehr kommt es meiner Meinung nach darauf an, wie die Leute sich kleiden. Also, wenn die Hose zu eng ist, dass das dann unästhetisch aussieht, dann find ich das schon ´n Problem."

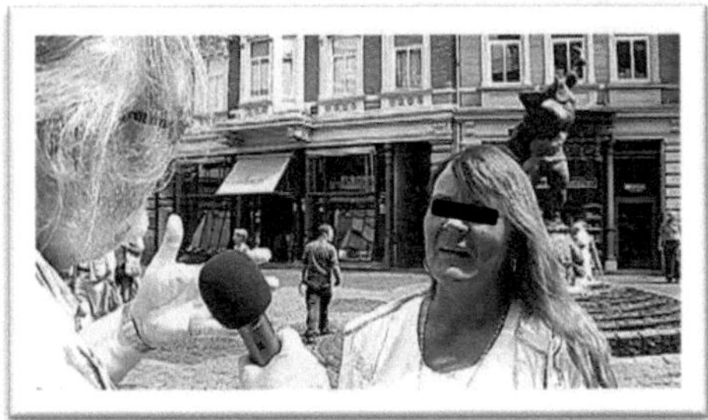

„Die meisten Leute denken negativ darüber."

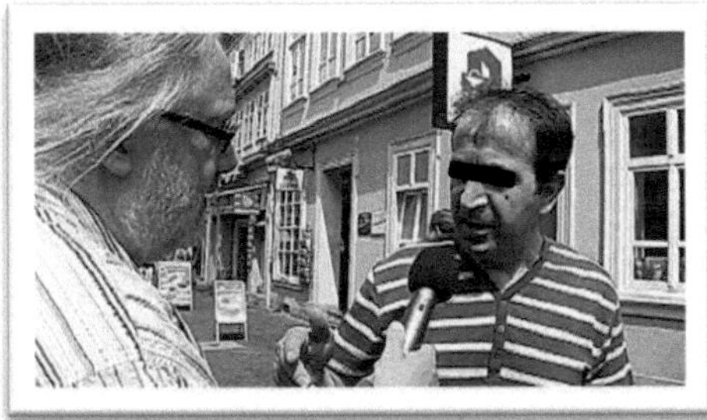

„Der soll ruhig Eis essen, oder Fischbrötchen einmal-, oder zweimal die Woche. Doch auf die anderen Dinge, - dieses fettige Fleisch und solche Dinge, darauf sollte man verzichten."

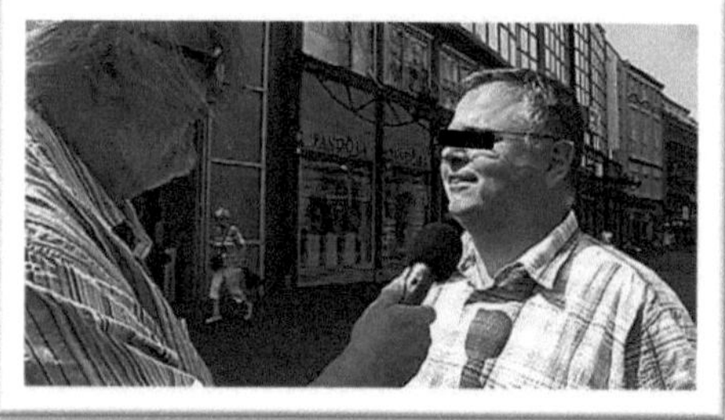

„Ich bin schon 30 Jahre so dick und habe damit zu leben gelernt. Man wird zwar immer angeguckt, aber letztendlich geniere ich mich deswegen nicht mehr.

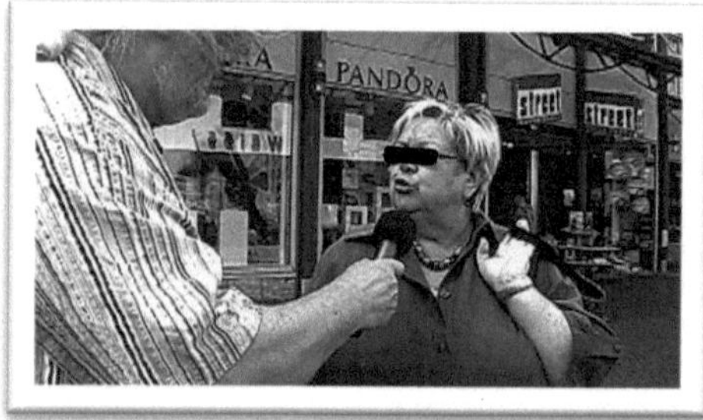

„Ich stehe dazu. Obwohl ich eine Freundin habe, die gesagt hat, sie fährt nur dann mit mir in den Urlaub, wenn ich mindestens 10 Kilo abnehme. Das müsste ich ihr versprechen. Da hab ich gesagt, das mach ich nicht. Dann fahren wir nicht. Ich stehe dazu."

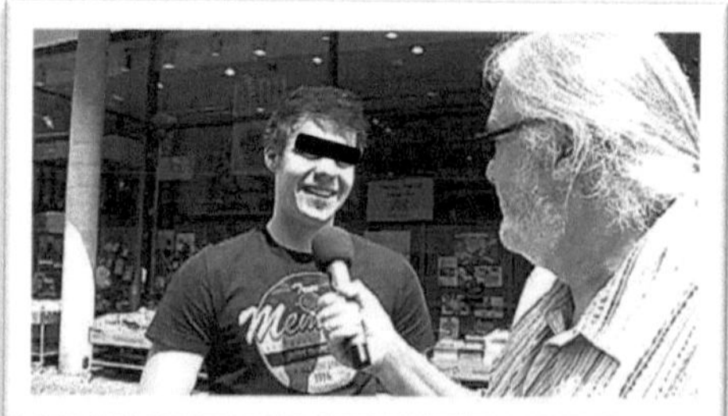

Ja, ich glaube, dass liegt an der Lebenseinstellung. Ich war früher selber mal dick. Jeder muss sich halt im Körper wohlfühlen. Andere sollen ihr Ding machen, -

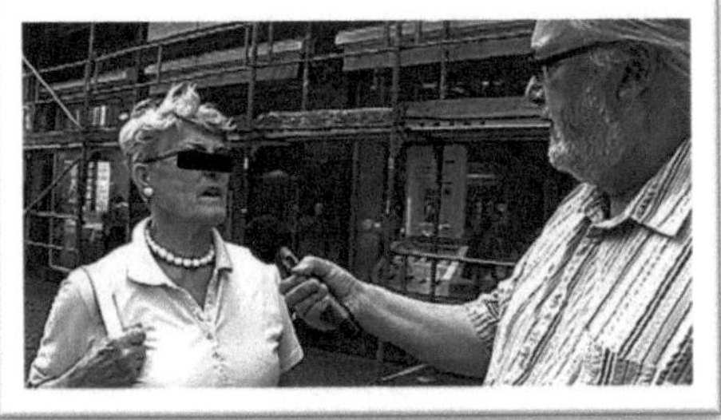

ich mach mein Ding. Deshalb ist mir das relativ egal.“

„Da würde ich sagen: Schade um die Knochen, die belaste ich enorm damit. Ich bin gegen hungern, - aber so ein Mensch sollte weniger essen und sich mehr bewegen. Ich denke halt, jeder hat eine Verpflichtung seinem Körper gegenüber und sich ein bisschen fit zu halten.“

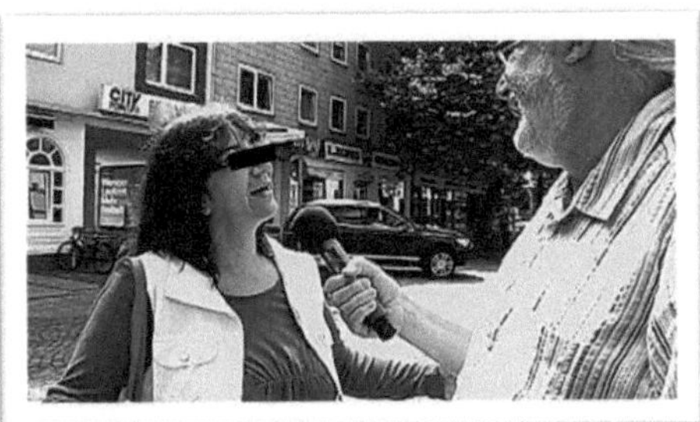

„Mein Partner hat auch ein korpulentes Problem und es macht mir gar nichts aus. Er darf auch sein Eis essen. Ich hab´ nur Probleme, wenn ich ihm ein Hemd mitbringen will, also, dass man dann Schwierigkeiten hat, was Passendes zu finden.“

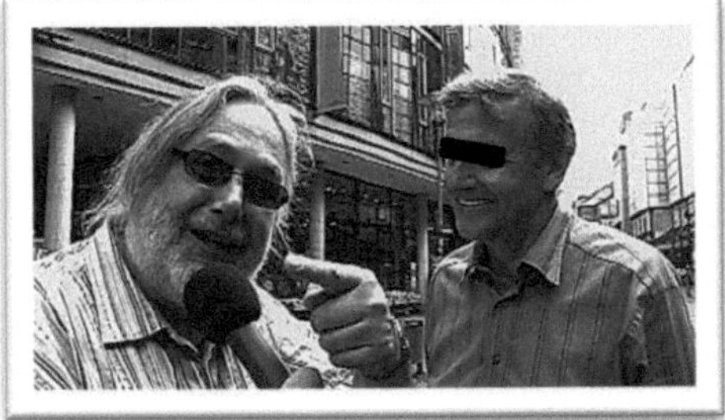

„Ja, ich nehme das schon wahr. Vielleicht nicht unbedingt bei Ihnen (danke!), aber generell ist da so eine Schublade, die sich dann im Hirn auftut und dann sagt man: Na typisch! Sieht so aus und isst jetzt wieder Stracciatella, - zwei Kugeln und kein Wunder. Oder er hat ´nen Hamburger auf der Hand, - immer Fastfood, kein Gemüse. Kein Wunder, dass der so aussieht. Das ist natürlich ein Vorurteil (ist es das wirklich?), das ist mir auch klar, aber im ersten Moment denkt man so."

Wir hatten an diesem Tag noch viele weitere interessante Gespräche und Begegnungen, die mich in meiner Befürchtung bestätigten, dass wir als Dicke nicht immer die beste Figur in der Öffentlichkeit abgeben. Die hier abgedruckten Straßeninterviews kannst Du dir auch im Internet, unter **www.dick-tv.de** anschauen. Einfach „dick-TV unterwegs" in die Suchfunktion eingeben.

Die Jo-Jo-Falle

Nun möchte ich dich noch auf eine echte Gefahr hinweisen, die nicht sofort als solche auszumachen ist, weil sie als „gut gemeint“ und als gern gehörtes Kompliment daher kommt, die dich aber ganz oft in den Teufelskreis des dir gut bekannten „Jo-Jo-Effektes“ zurückwirft. Ich spreche vom Lob- und den Höflichkeiten der Menschen in deinem persönlichen Umfeld! Was meine ich damit?

Bei mir war es zum Beispiel so, dass ich in der Vorbereitungsphase zur Operation, allein durch die Umstellung der Ernährung und den regelmäßigen Sport, in den ersten 8 Monaten rund 25 Kilo Gewicht verloren hatte. Das bemerkten die Menschen in meiner Umgebung natürlich und so war es auch nicht verwunderlich, dass ich diesbezüglich häufig Komplimente hörte. Natürlich habe ich mich darüber gefreut. Selbstverständlich geht das „runter wie Öl“, doch Vorsicht! Einige meiner Bekannten und Freunde, die natürlich wussten, dass ich mir einen Magenbypass operieren lassen wollte, fügten ihren Komplimenten dann häufig an, dass ich mich vielleicht doch besser nicht operieren lassen solle, weil ich doch auch ohne eine OP so gut abnehmen würde.

„Mach doch einfach so weiter, Benny. Das klappt doch auch ohne eine Operation super bei dir“, hörte ich sehr oft. Ich weiß, dass sie es alle gut mit mir meinten, aber genau dieses „so weitermachen“ ist eben überhaupt nicht „einfach“, wenn man adipös, also fettleibig ist (ich weiß, wovon ich rede)! Wenn jemand wie ich 75, oder vielleicht noch mehr Kilogramm Übergewicht hat, dann sind 20 abgenommene Kilos noch nicht einmal annähernd die Hälfte von dem, was eigentlich weg muss. Andererseits sind 20 Kilo in acht Monaten schon so viel, dass man sich das „schönreden" kann, besonders wenn ich bedenke, dass ich damals, während meiner elf Monate bei den Weight Watchers, „nur" 12 Kilo abgenommen habe.

Bei mir fehlten (zum Zeitpunkt der vielen Komplimente) noch beträchtliche 55 Kilo, die runter mussten. Es war für mich einfach illusorisch zu denken, dass allein mit einer Ernährungsumstellung oder mit einer Diät schaffen zu können. Zu oft in meinem Leben war ich mit solchen Versuchen bereits gescheitert. Deshalb meine Warnung, denn die Gefahr ist sehr groß, dass man den wiederholten Komplimenten irgendwann Glauben schenkt und zu sich selber spricht:

„Alle sagen, dass ich schon super abgenommen habe **(Achtung: Es sind doch erst 20 Kilo!)**. Wenn ich mich so im Spiegel betrachte, muss ich sagen, dass die Leute Recht haben. Ich bin tatsächlich schon deutlich dünner geworden**(Achtung: Das ist eine Lüge! Du bist noch deutlich zu fett!)**. Wenn das jetzt schon alle bemerken, kann ich eigentlich auch mal wieder ‚was Richtiges' essen gehen **(Achtung: Du bist im Begriff, mal wieder in die Jo-Jo-Falle zu gehen!)**."

Und dann passiert es meistens. Es folgt der „Verlierer-Entschluss", der die Falle endgültig zuschnappen lässt:

„Schatz, mach dich fertig! Wir gehen heute zum Griechen essen! Ich hab´ schon 20 Kilo weg. Das muss gefeiert werden!"

Ich weiß nicht, wie es bei dir ist, aber ich weiß genau, dass es bei mir ganz oft genauso abgelaufen ist. Inzwischen ist mir mehr als klar geworden, dass ich es ohne den Magenbypass nicht geschafft hätte.

Die Operation

Vier Tage vor dem Operationstermin musste ich dann zu den Voruntersuchungen ins Adipositaszentrum kommen. Nach den üblichen formalen Dingen in der Aufnahme wurde mir Blut entnommen. Dann EKG (Herzstromkurve) und Herz-Lungen-Röntgen. Schließlich die Aufklärung durch die Anästhesistin (Narkoseärztin). Auf Nachfrage erklärte sie mir, dass das Blutungsrisiko während und nach der Operation derart gering sei, dass Bluttransfusionen nur ganz selten nötig werden; entsprechend sei auch die Eigenblutspende nicht sinnvoll. Bei mir waren dann keine ergänzenden Untersuchungen notwendig, die allerdings – falls erforderlich – noch zusätzlich angeordnet werden können.

Am 28. Februar 2012 war es dann endlich soweit. Pünktlich um 7 Uhr stand ich vor dem Schwesternzimmer der Station. Man hatte mir gesagt, dass ich gegen 8 Uhr gleich als Erster an diesem Morgen operiert werden sollte.

„Da sind die Ärzte wenigstens gut ausgeschlafen und noch nicht von mehreren vorausgegangenen Operationen gestresst", versuchte ich mir zur Beruhigung einzureden, denn innerlich war ich natürlich ziemlich angespannt.

Nachdem ich mein Krankenzimmer bezogen hatte, blieb mir wenig Zeit, mich mit den beiden anderen Patienten, die dort bereits lagen, bekannt zu machen, denn ich sollte mich auch umgehend für die Operation fertig machen. Das bedeutete praktisch, dass ich nach der Einnahme eines Beruhigungsmittels, einen sehr geschmackvollen Netzschlüpfer, der absolut nichts verbarg und ein bezauberndes, hinten offenes Nachthemd anziehen musste, das die gesamte prächtige Benny-Rückfront der interessierten Öffentlichkeit preisgab. Dann bekam ich noch fix eine Kanüle in die Vene des rechten Armes eingebaut, um anschließend von einer jungen Krankenschwester samt Bett in Richtung Operationssaal geschoben zu werden. Die Anästhesistin, die mich dort in Empfang nahm und weiter vorbereitete, schien eine ausgesprochen freundliche Frau zu sein, die sehr beruhigend auf mich wirkte. Na ja, vielleicht war es ja auch die Pille, die ich vorhin bekommen hatte und die inzwischen alle Anspannung von mir abfallen ließ. Irgendwie kam jedenfalls tatsächlich Freude in mir auf, dass es nun wirklich losging. Sie schoben mich in den Operationssaal und als der Arzt das Narkosemittel langsam in meine Vene spritzte, entschwebte ich wie auf Wolken ins Nirwana. Ein absolut geniales Gefühl.

Schemenhaft, wie durch einen dichten Nebel, erkannte ich das Gesicht einer über mich gebeugten Krankenschwester. Ihre Lippen bewegten sich. Sie schien mir etwas zuzurufen. Die Worte drangen zuerst nur sehr leise und unklar zu mir durch, wurden dann aber allmählich deutlicher, bis ich verstehen konnte:

„Hallo, - Herr Iddings! Wie geht es Ihnen? Sie haben es überstanden. Es hat alles geklappt! Wie geht es Ihnen? Alles in Ordnung?“

Mit einem mehr gehauchten, als gesprochenem „Jaaahhhh“ gab ich ihr zu verstehen, dass ich sie verstanden hatte. Dann erschien plötzlich das Gesicht der besten aller Ehefrauen über mir. Sie drückte mir einen Kuss auf und flüsterte in mein Ohr:

„Gratuliere. Du hast es geschafft, mein Schatz. Jetzt hast Du mich überholt. Du bist jetzt stolzer Besitzer eines Magenbypasses!"

Halleluja! Ich musste lächeln. Es war eigentlich unvorstellbar. Jetzt würde ich tatsächlich wieder richtig dünn werden! Ich war froh, dass bei der Operation offensichtlich alles gutgegangen war; zufrieden, dass ich diesen Schritt gewagt hatte; glücklich, über die Aussicht auf ein Leben als Dünner und ich war müde, - unendlich müde. So schlief ich schon sehr bald wieder ein und wurde erst am späten Nachmittag dieses denkwürdigen Tages erneut wach. Da ich an einem Tropf hing, über den meinem Körper Flüssigkeit zugeführt wurde, verspürte ich keinen Durst. Allerdings waren Lippen und Mund ziemlich ausgetrocknet. Nie hätte ich geglaubt, dass ein in Tee getauchtes Wattestäbchen so wohlschmeckend- und erfrischend sein könnte.

Vorsichtig schob ich die Bettdecke ein wenig zur Seite und betrachtete meinen Bauch. Acht kleine, mit jeweils zwei Fäden vernähte Einschnitt-Stellen konnte ich entdecken. Es sah weniger schlimm aus, als ich befürchtet hatte. Andererseits muss ich zugeben, dass dieser erste Tag – also ich meine die Stunden direkt nach meinem Erwachen – nicht unbedingt „der Hit" waren. Wenn ich mich bewegte, merkte ich schon sehr deutlich, dass da etwas in meinem Bauch gemacht worden war. Allerdings wurde ich von den Krankenschwestern laufend per Infusion mit gut wirksamen Schmerzmitteln versorgt, so dass sich die (aushaltbaren) Schmerzen auf die Augenblicke beschränkten, in denen ich mich zu bewegen versuchte.

Alles in allem kann ich mich aber nicht beklagen, denn schon einen Tag später durfte ich wieder aufstehen. Zuerst nur bis zur Toilette, doch schon am zweiten Tag waren es ausgedehnte Spaziergänge durch das gesamte Krankenhaus, ja sogar bis hinaus ins Freie. Ich erinnere mich an frühere Krankenhausaufenthalte, bei denen ich nach einer vergleichbaren Operation erst mal zu vierzehntägiger Bettruhe verdonnert wurde. Damals wollte man mit dieser Ruhigstellung des Patienten einer Lungenembolie vorbeugen. Doch die Forschung ist scheinbar auch hier zu neuen Erkenntnissen gekommen. Die frühe Mobilisation durch die Krankenschwestern in Verbindung mit den täglich verabreichten Thrombose-Spritzen und den Kompressionsstrümpfen ist sicherlich ein adäquates Mittel, der Bildung von Blutgerinnseln speziell in den tiefen Beinvenen vorzubeugen.

Am dritten Tag bekam ich zusätzlich zu Tee und stillem Wasser eine sogenannte „Suppe“. Die verdiente allerdings diese Bezeichnung nicht wirklich, denn es handelte sich in Wahrheit um eine klare Gemüsebrühe. Nun gut, - ich hatte mal einen anderen Geschmack im Mund, doch eigentlich war es sowieso egal, denn ich hatte ohnehin keinen Appetit. Dieses „kein-Hunger-Gefühl“ blieb mir noch über mehrere Wochen erhalten und verschwand dann erst später ganz allmählich.

In der Ernährungsberatung hatte man uns bereits während unserer Gruppentreffen auf diese, nach der Operation zu erwartende Appetitlosigkeit hingewiesen und zudem erklärt, dass der Magenbypass – wenn wir ihn denn erst einmal haben – nach der Nahrungsaufnahme zu einer Erhöhung verschiedener Hormone führt (u.a. PYY, GLP1, Enteroglucagon), was wiederum ein vermehrtes Sättigungsgefühl, sowie eine Optimierung des Zuckerstoffwechsels zur Folge hat. Gute Aussichten also besonders für meine an Diabetes leidende Ehefrau.

Am Morgen des fünften Tages nach meiner Magenbypass-Operation – es war ein Sonntag – wartete ich schon sehr früh am Morgen „gestiefelt und gespornt“ und höchst ungeduldig darauf, dass die beste aller Ehefrauen mich endlich abholen würde. Bereits um 9 Uhr 30 verließen wir dann das Krankenhaus und saßen wenig später mit Freunden zusammen, denen ich berichten musste, wie es mir ergangen war.

Wieder zuhause

Es war klar, dass die von der Ernährungsberaterin instruierten Verhaltensweisen und der Nahrungsaufbau während den nächsten Wochen und Monate genauestens einzuhalten waren. Einen entsprechenden Ernährungsplan hatten wir ja während unserer vorbereitenden Gruppentreffen von ihr erhalten.

Zuerst musste ich also die sogenannte „Shake-Phase" überstehen - das sind die ersten drei Wochen nach der Operation, in der ich mich – genau wie in den vier Wochen vor der OP – erneut ausschließlich von den Eiweiß-Drinks ernähren musste. Das fiel mir einfacher, als es sich vielleicht anhört, denn ich hatte tatsächlich überhaupt keinerlei Hungergefühle. Irgendwie war ich ständig satt.

Ab der vierten Woche durfte ich dann erstmals wieder „weiche und eiweißreiche Speisen" zu mir nehmen. Wenn mir vorher jemand erzählt hätte, dass fettarmer Joghurt, fettarmer Frischkäse, Magerquark und Hülsenfrüchte so lecker schmecken können, den hätte ich für verrückt erklärt. Wichtig für mich waren und sind allerdings (das gilt für alle Bypass-Operierten) regelmäßige Essenszeiten, die sich möglichst auf drei Hauptmahlzeiten beschränken sollten. Wer nun gar nicht anders kann, darf immerhin zusätzlich ein- oder zwei kleinere Zwischenmahlzeiten einnehmen. Erste Pflicht ist es dabei für jeden Operierten, penibel auf das Sättigungsgefühl zu achten und wenn es sich meldet, sofort mit dem Essen aufzuhören, selbst dann, wenn nur noch wenige Happen auf dem Teller liegen. Tatsächlich war ich bei jeder Mahlzeit, die im Schnitt 20 bis 30 Minuten dauern soll, bereits nach nur wenigen Bissen mehr als ausreichend gesättigt. Wenn ich dennoch weiter aß, konnte ich fast immer sicher sein, dass ich es wieder auswürgen musste. Es dauerte aber nicht wirklich lange, bis ich auch das einigermaßen „im Griff“ hatte und durch die kleinen Happen, das langsame Essen und durch ausgiebiges Kauen (20-30x) schon sehr bald zum Genießer wurde. Anfangs benutzte ich als Hilfsmittel sogar ausschließlich Kaffeelöffel und Kuchengabel, um so sicherzustellen, dass tatsächlich nur kleine Bissen meinen Mund erreichten.

Ein weiterer, nicht zu vernachlässigender Effekt der kleinen Happen und des reichlichen Kauens ist, dass dadurch das Steckenbleiben von Nahrungsteilen im kleinen Vormagen vermieden wird. Steckengebliebene Nahrung kann dir nämlich unangenehme Beschwerden verursachen, die erst wieder verschwinden, wenn das Nahrungsteil weiter gerutscht ist oder durch Erbrechen nach außen befördert wurde. Mir selbst ist das zu Beginn einige Male passiert, doch Kopf hoch, - ich habe es überlebt. Bereits drei Wochen nach der Operation ist man wieder topfit und arbeitsfähig. Bei körperlich anstrengenden Berufen kann es allerdings auch mal eine Woche länger dauern.

Wie sieht der Langzeit-Gewichtsverlauf aus?

Der Arzt hatte uns gesagt, dass man in den ersten sechs Monaten nach der Magenbypass-Operation am meisten an Gewicht verlieren würde. Inzwischen kann ich das aus eigener Erfahrung bestätigen, denn genau in diesem Zeitraum verlor ich insgesamt 44 Kilogramm. Auch die beste aller Ehefrauen, die vier Monate nach mir, im Juni 2012 operiert wurde, hat in nur drei Monaten bereits mehr als 20 Kilo abgenommen.

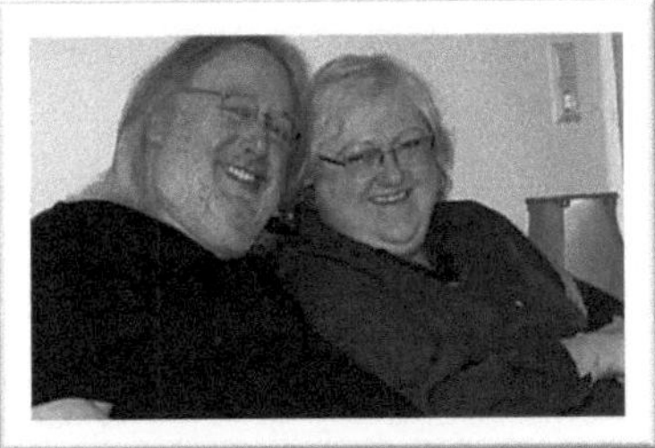

Benny mit der besten aller Ehefrauen vor der OP im März 2011…

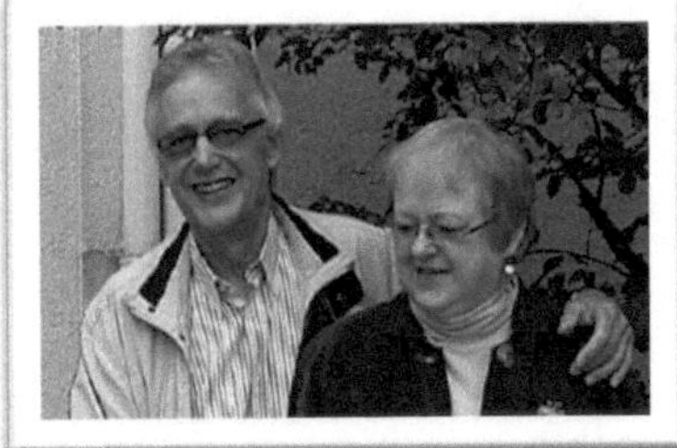

…und nach der OP im August 2012

Unangenehme Nebenwirkungen, wie zum Beispiel spröde Finger- und Fußnägel, Haarausfall und andere Zeichen von Mangelerscheinungen vermeide ich damit, dass ich – wie von unserer Ernährungsberaterin als „sehr wichtig" empfohlen – ein Multivitaminpräparat und Calciumpillen einnehme. Die Ärzte sagen, dass man nach ein bis zwei Jahren sein „neues Normalgewicht" erreicht hat. Sie betrachten die Operation und den weiteren Verlauf bereits als erfolgreich, wenn man nach diesem

Zeitraum mindestens 50 Prozent seines Übergewichtes verloren hat. Also, - sei guten Mutes, denn nur wenige Operierte erreichen ihr Idealgewicht (BMI < 25 kg/m2). Viele schaffen aber einen Verlust von 60 bis 70 Prozent ihres ursprünglichen Übergewichtes, was von den Ärzten als ein sehr gutes Ergebnis angesehen wird. Bei mir selbst hat es hervorragend funktioniert. Mein ursprünglicher BMI von 47 ist heute auf 24 herunter gegangen und liegt somit (sieben Monate nach der Operation) tatsächlich im Bereich des Idealgewichtes. Halleluja!!!

In der folgenden Tabelle habe ich meinen Gewichtsverlauf festgehalten, was in der Abnehmphase sehr motivierend auf mich wirkte.

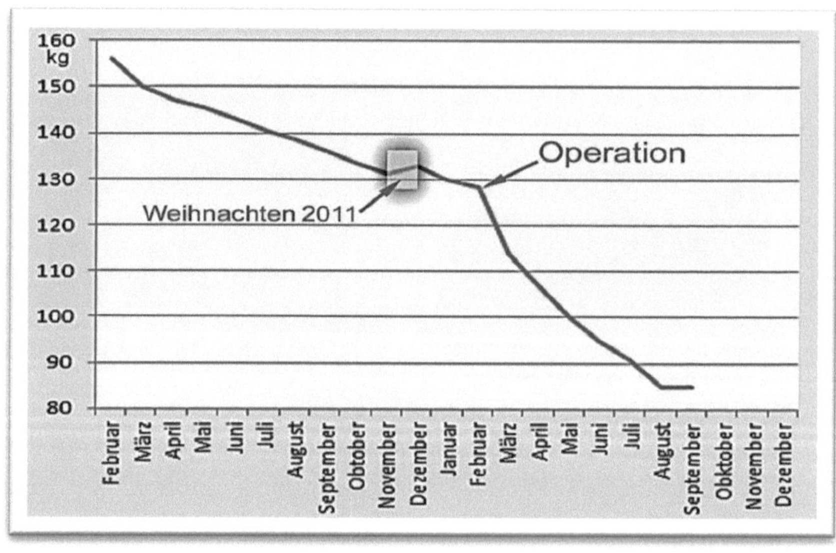

Zu Beginn, im März 2011, wog ich noch 156 Kilogramm. Weihnachten 2011 gab es dann einen kleinen „Ausrutscher" nach oben (Marzipan, Dominosteine und ausgiebige Festmahlzeiten – ihr wisst schon, was ich meine) und am 28. Februar 2012 war dann mein Operationstermin. Anhand des Kurvenverlaufes kannst Du nun selber überprüfen, dass die oben erwähnte Aussage des Arztes wirklich stimmt, denn auch ich habe in den ersten sechs Monaten nach der OP am meisten Gewicht verloren.

Leider geht bei erfolgreichem Gewichtsverlust nicht nur das Fettgewebe verloren, sondern auch die Muskulatur bildet sich zurück. Schon allein aus diesem Grund ist es besonders wichtig, die sportliche Betätigung nicht nach dem – für die Genehmigung der OP durch die Krankenkasse – vorgeschriebenen halbjährlichen Zeitraum einzustellen, sondern mit körperlichem Training, wie Gymnastik, Krafttraining, Aqua-Jogging, Fahrradfahren etc. weiterzumachen. Im schlimmsten Fall könnten sonst schon sehr bald, als Folgen des Muskelschwunds, erneut Rückenschmerzen, Gelenkprobleme und so weiter auftreten. Zusätzlich erreicht man mit sportlichem Training natürlich auch eine deutlich bessere Körperform.

Nun noch ein paar Worte zu einem Problem, das auf alle adipösen Menschen mehr oder weniger zukommt, die während einer Diät und im Besonderen nach einer Magenbypass-Operation sehr viel Gewicht verlieren. Ich spreche davon, dass sich die Haut bei einer großen Gewichtsreduktion nicht zurückbildet und zu hängen beginnt. Man nennt das dann Bauchlappen, oder auch Fettschürze.

In einigen Fällen führt das zu einer Hautkorrektur durch eine plastische Operation, die allerdings – wenn medizinisch erforderlich – von den Ärzten erst nach Ablauf von zwei Jahren in Betracht gezogen wird. Wichtig dabei ist, dass vorher das Gewicht über einen Zeitraum von sechs Monaten konstant gewesen sein muss, da sonst – im Falle einer weiteren Gewichtsabnahme – das kosmetische Ergebnis unbefriedigend sein wird. Die Kosten einer solchen Korrekturoperation werden von den Krankenkassen in den allermeisten Fällen nicht übernommen. Deshalb sollte man sich vorher unbedingt mit dem Arzt besprechen. Wenn der eine medizinische Notwendigkeit bestätigt, kann man einen entsprechenden Antrag bei der Krankenkasse stellen.

Komplikationen

Es wäre sicherlich unredlich, das Thema Komplikationen bei solch einer umfassenden Operation auszuklammern, zumal es auch bei mir ein kleineres Problem gab, von dem ich hier berichten will.

Bereits in den Vorgesprächen war ich darauf hingewiesen worden, dass beim Magen-Bypass vor allem im Bereich der oberen Klammernaht (zwischen Vormagen und Dünndarmanschluss) Komplikationen, auch in Form einer **Verengung**, auftreten könnten. Als ich dann nach der Operation zuhause die dreiwöchige Shakephase hinter mich gebracht hatte und wieder festere Nahrung zu verzehren begann, bekam ich plötzlich regelmäßig nach der Einnahme der Mahlzeit krampfartige Schmerzen im Bereich von Speiseröhre und Magen. Und das, obwohl ich alle Getränke – wie vorgeschrieben – 30 Minuten vor-, bzw. nach der eigentlichen Mahlzeit zu mir nahm. Ich verlängerte diesen Zeitraum sogar auf über 45 Minuten, doch es half alles nichts. Sobald ich wieder zu essen begann, hatte ich jedes Mal das Gefühl, es passt nichts mehr in meinen Magen hinein. Er war offensichtlich durch das vorherige Trinken noch immer prall gefüllt. Wenn ich dann trotzdem feste Nahrung zu mir nahm, traten sofort die geschilderten Beschwerden auf und ich konnte dann nur noch Abhilfe schaffen, indem ich zur Toilette ging und alles wieder herauswürgte.

Auf einem der regelmäßig im Adipositaszentrum stattfindenden Nachsorgetreffen erzählte ich einem der anwesenden Ärzte von meinen Problemen, der mich daraufhin gleich für den nächsten Tag zu einem Kontrastmittelröntgen bestellte. Dabei stellte sich heraus, dass der Nahrungsbrei genau diesen Übergang zwischen Vormagen und Dünndarmanschluss nicht ungehindert passieren konnte. Das Problem wurde anschließend während einer Magenspiegelung behoben, die ich allerdings mit Hilfe eines leichten Narkosemittels verschlafen durfte. Danach behielt man mich noch zwei Tage zur Beobachtung im Krankenhaus und verordnete mir für einige Wochen die zusätzliche Dosis eines entzündungshemmenden Medikamentes. Das war´s dann bei mir auch schon.

Eine weitaus schwerere Komplikation ist ein sogenanntes **Naht-Leck**, durch das der Nahrungsbrei in die Bauchhöhle gelangen- und dort eine Infektion verursachen kann. Glücklicherweise gibt es so etwas höchst selten. Im Fall des Falles wird dann aber in der Regel eine erneute Operation erforderlich.

So kann es auch nach einer Magen-Bypass-Operation zur Bildung eines **Geschwürs** (Ulkus) im kleinen Vormagen kommen. Wenn der allerdings während der Operation klein genug konstruiert wurde, sollte diese Spätkomplikation eigentlich ausgeschlossen werden können.

Eine weitere Komplikation ist das **Dumping-Syndrom**. Der Begriff umschreibt die sogenannte Sturzentleerung flüssiger und fester Nahrung vom Vormagen in den Dünndarm, verbunden mit den daraus resultierenden Folgen. Der Begriff leitet sich vom englischen „to dump“ ab, was so viel wie „plumpsen“ bedeutet. Symptome können dünner Stuhlgang und krampfartige Bauchschmerzen sein, die nach dem Verzehr von stark zuckerhaltigen Getränken, sowie fetthaltigen Speisen auftreten können. Auch Schwitzen, leichtes Schwindelgefühl und Herzklopfen wurden schon beobachtet. Lass einfach diese ungesunden Speisen weg, dann bist Du immer auf der sicheren Seite.

Komplikationen kann es auch geben, wenn die Nahrung nicht genügend gekaut wird. Wie gesagt, 15 bis 30 mal kauen, bevor geschluckt wird, sonst kann es durch das Verschlucken von zu großen Nahrungsteilen zum Verschluss der engen Verbindung zwischen Vormagen (Magentasche) und abführendem Dünndarmschenkel kommen. Im Normalfall würden auch etwas größere, schlecht gekaute Stücke die enge Stelle von selbst passieren, oder, wenn das nicht möglich ist, sich den Weg „retour" suchen.

Die bekannteste Nebenwirkung des Magen-Bypass ist der Mangel von Stoffen, die unser Körper normalerweise im Zwölffingerdarm oder im oberen Dünndarm aufnimmt. Durch die Umleitung der Nahrung passiert sie nun genau diese Darmbereiche nicht mehr und so kann es insbesondere zu Eisen- und Vitaminmangel (Vitamin B12 und D) kommen. Über die Ernährungsberatung erhielten wir eine ausführliche Liste mit den entsprechenden Nahrungsergänzungsmitteln, die zur Verhinderung solcher Mangelerscheinungen vollständig ausreichen. Bei den meisten Operierten muss allerdings Vitamin B12 als Injektion verabreicht werden. Diese Spritzen bekommst Du als „Ein-Monats-Spritze" oder auch als „Drei-Monats-Spritze" rezeptfrei in jeder Apotheke. Ich habe mich für die zweite Variante entschieden und kann mir – nachdem ich es mir von einem befreundeten Arzt habe zeigen lassen - die Spritzen selber setzen. Ist wirklich ganz einfach. Noch ein Wort zu den Kosten: Ein Päckchen mit 10 Ampullen Vitamin B12 kostet um die 7 Euro. Die reichen dann für zweieinhalb Jahre.

Von Schläuchen und Ballons

Ein Gespräch mit Chefärztin Prof. Dr. Alexandra von Herbay

Auf gar keinen Fall möchte ich euch mein Gespräch mit Frau Prof. Dr. von Herbay, Chefärztin am Zentrum für Innere Medizin, St. Marien-Hospital in Hamm (Westfalen), vorenthalten, da es gerade für übergewichtige Menschen mit Diabetes einige zusätzliche und höchst interessante Informationen enthält.

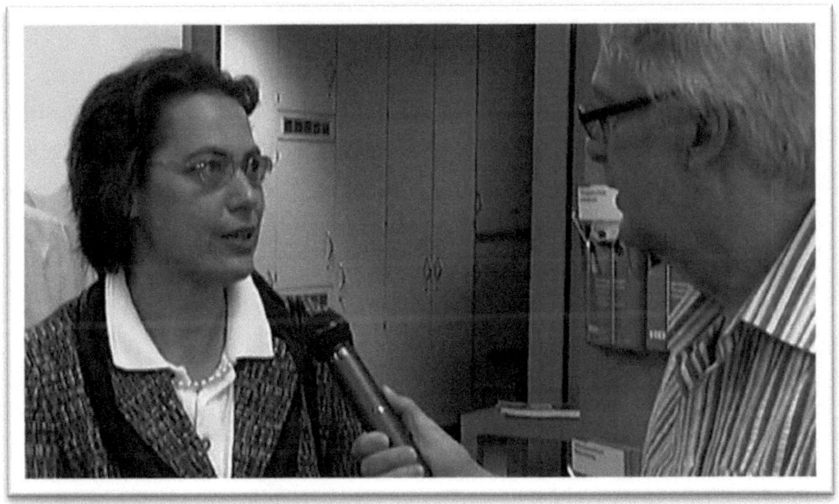

Benjamin Paul Iddings im Gespräch mit Frau Prof. Dr. Alexandra von Herbay

Benjamin Paul Iddings: Wir sind ja hier in der Adipositas-Abteilung, aber Ihr Spezialgebiet ist ja wohl was anderes, wenn ich das richtig gehört habe.

Prof. Dr. von Herbay: Ja, ich bin Internistin und Gastroenterologin (Erklärung: Teilgebiet der Inneren Medizin - befasst sich mit Diagnostik, Therapie und Prävention von Erkrankungen des Magen-Darm-Trakts sowie der mit diesem Trakt verbundenen Organe Leber, Gallenblase und Bauchspeicheldrüse) und das Spezialgebiet der Gastroenterologie ist immer auch Endoskopie, Ultraschalluntersuchung, intensive Zusammenarbeit mit der chirurgischen Abteilung und da ist genau die Schnittstelle auch zu Adipositas-Therapie, denn Patienten mit Adipositas bedürfen zum Einem internistischer Beratung und Therapie- Stichwort Ernährungsberatung – aber, wenn es eine ausgeprägte Adipositas ist, auch eine chirurgische Operation, - beispielsweise Bypass Operation und Verkleinerung des Magens. Um Patienten zu helfen, die es alleine durch Diät nicht schaffen, das Gewicht zu reduzieren. Teilweise gibt es Patienten mit einem Übergewicht, wo eine Gewichtsreduktion von 50-, 60-, 70 Kilogramm erforderlich ist, oder sogar mehr. Das ist allein mit Diät oft diesen Patienten nicht möglich. Wir haben sehr viele Patienten, denen es dadurch geglückt ist, 50-, 60-, 70- und noch mehr Kilogramm zu verlieren. Und es ist ja nicht ein kosmetisches Problem, das Übergewicht. Das Übergewicht hat ja auch sehr viele internistische Probleme in der Folge. Stichwort Diabetes - erhöhte Blutzuckerwerte; Stichwort Herz-Kreislaufprobleme – hoher Blutdruck und Stichwort Gelenkbeschwerden – Knieschmerzen durch das Übergewicht. Wir haben sehr viele Patienten, denen es durch die Operation gelungen ist, Gewicht zu reduzieren und schlagartig eine Diabeteserkrankung die nicht therapierbar war, weil durch Übergewicht die Insulinrezeptoren resistent werden, die plötzlich normale Werte haben, mit ganz geringen Dosierungen. Das ist natürlich internistisch ganz, ganz wichtig.

Benjamin Paul Iddings: Ja, - das ist ein ganz interessanter Punkt, weil meine liebe Frau hat genau das Problem. Sie ist Diabetikerin und hat eine Insulinresistenz – hat am Tag 460 Einheiten Insulin gespritzt, was natürlich ihre Leber nicht sehr gefreut hat. Sie ist letzte Woche Mittwoch hier operiert worden, - hat einen Bypass bekommen. Sie ist jetzt in dieser Eiweiß-Shake-Phase drin und – wir sind ganz glücklich – ihre Blutzuckerwerte sind normal und sie spritzt zurzeit gar nicht. Das ist so, ja?

Prof. Dr. von Herbay: Ja, das habe ich schon sehr oft erlebt. Und der Hintergrund ist, dass bei Patienten mit Übergewicht – Insulin ist das Hormon, das der Körper selber produziert, um Blutzucker abzubauen, was ja jeder Mensch mit der Nahrung aufnimmt. Nun ist es aber so, dass dieses Insulin-Hormon nur wirken kann, wenn es angedockt werden kann an Zellen, über sogenannte Rezeptoren – das ist die Andockstelle für dieses Hormon. Jetzt weiß man aber, dass durch Übergewicht diese Andockstellen nicht mehr funktionieren. Es ist wie: Der Schlüssel ist zwar da, aber das Schloss passt nicht – und dadurch, dass der Patient Gewicht reduziert werden plötzlich diese Schlösser wieder passend und das Insulin kann wieder wirken – sowohl das körpereigene, als auch das von außen gegebene und das ist gerade für Patienten mit Blutzuckererkrankungen die nicht einstellbar sind, eine ganz große Chance, durch diese Adipositaschirurgie Gewicht zu verlieren.

Es gibt auch Patienten, die zwar Übergewicht haben, aber eine Operation lieber nicht haben möchten. Auch da gibt es internistisch- endoskopische Alternativen und zwar Stichwort Magenballon. Patienten, die nicht operiert werden können,

können erst mal über eine Magenspiegelung einen Plastikballon in den Magen bekommen. Der wird praktisch mit 600 ml Flüssigkeit gefüllt. Das kann sechs Monate im Magen verbleiben und in dieser Zeit hat der Patient ein schnelles Völlegefühl, - isst weniger dadurch – und kann Gewicht erst mal in den sechs Monate dadurch reduzieren und wird vielleicht dann OP-fähig für den zweiten Schritt. Das ist also eine ganz wichtige Sache, dass man auch daran denkt, wenn ein Patient durch extremes Übergewicht vielleicht erst mal noch nicht operationsfähig ist, dass man auch durch diese endoskopische Überbrückungsmaßnahme mit einem Ballon für sechs Monate Gewicht schon mal reduzieren kann. Es gibt noch eine zweite, neue Methode, die endoskopische Einlage eines Plastikschlauches in den Dünndarm, wo auch dann durch Plastik die Resorption von Nahrung behindert wird und der Patient abnimmt.

Benjamin Paul Iddings: Jetzt muss ich nochmal nachhaken, bevor ich Sie „entlasse". Das war jetzt interessant mit diesem Magenballon. Ich war ja nun in dieser Vorberatung und in der Ernährungsberatung und so weiter. Von diesem Magenballon – der kam eigentlich irgendwie nicht vor. Wir haben immer gesagt „Magenband", „Schlauchmagen" und „Magenbypass", - haben diese drei Dinge besprochen und dann hat man sich irgendwann entschieden, was willst du denn haben. Ich habe gesagt, ich will den Magenbypass und den habe ich dann auch bekommen. Ist diese Magenballon-Geschichte – sie haben es ja jetzt gerade auch gesagt – ist das so eine Sache für die Vorbereitung von Leuten, die vielleicht ganz dick sind, oder wie habe ich das zu verstehen?

Prof. Dr. von Herbay: Ja. Also der Magenballon muss nach sechs Monaten entfernt werden, ist also keine Dauertherapie und hat das Problem, wenn man in den sechs Monaten abgenommen hat, wenn man dann seine Essgewohnheiten nicht geändert hat, dann nimmt man danach wieder zu. Aus dem Grund ist die Adipositas Chirurgie mit der Bypass Operation die definitive Methode, die langfristig den Therapieerfolg sichert.

Auch dieses Gespräch kannst Du dir im Internet auf **www.dick-tv.de** anschauen. Das Gespräch befindet sich im Beitrag „Adipositaszentrum im Ärztehaus am HEH".

Ernährungs- und Verhaltensvorschriften

An dieser Stelle des Buches möchte ich noch einmal ganz praktisch auf das Thema „Essen“ eingehen. Gleich vorab möchte ich eines klarstellen: Wenn ich hier an einigen Stellen Produkt-Namen nenne, bedeutet das nicht, dass ich von den entsprechenden Herstellern „eingekauft“ wurde. Ich bekomme für diese Empfehlungen keinen Cent. Darum geht es mir allerdings auch nicht. Ich möchte dir nur meine ganz persönlichen Erfahrungen weitergeben. Was Du damit tust, ist allein deine Sache.

Da nach der Magenbypass-Operation dein Magen erheblich verkleinert ist (und zwar auf die Größe einer kleinen Banane, 40 bis 90 ml), kannst Du logischerweise nur noch sehr kleine Mahlzeiten zu dir nehmen. Deshalb solltest Du dir genau überlegen, was Du essen willst. Wichtig ist, dass Du dir eine ausgewogene, eiweißreiche Mahlzeit zusammenstellst und dass Du dir genügend Zeit zum Essen nimmst. Das schnelle „nebenbei essen“ sollte endgültig der Vergangenheit angehören. Dabei sollst Du – wie bereits in anderen Kapiteln erwähnt – ausgiebig kauen. Das ist wirklich sehr, sehr wichtig, denn die Nahrung muss richtig breiig sein, wenn Du sie herunterschluckst. Vor dem Essen solltest Du auf jeden Fall getrunken haben (ca. 30 Minuten vorher).

Nach der Operation solltest Du dir angewöhnen, immer aufrecht am Tisch zu sitzen und nicht halb-liegend auf der Couch zu fläzen. Ein absolutes NoGo ist das Essen im Bett.

Probiere es mal aus, - Du wirst schnell merken, was ich meine. Auch solltest Du dir immer genügend Zeit zum Essen nehmen. Es treibt dich niemand!

Sobald Du deine innere Stimme (deinen neuen, kleinen Magen) sagen hörst, dass Du satt bist, höre sofort mit dem Essen auf. Das kann bereits nach zwei- oder drei Esslöffeln der Fall sein. Niemand zwingt dich (wie vielleicht damals in deiner Kindheit), den Teller leer zu essen.

Nach Möglichkeit solltest Du täglich nur drei kleine, aber eiweißreiche Hauptmahlzeiten zu dir nehmen. Wenn es gar nicht anders geht, sind ein- bis zwei Zwischenmahlzeiten erlaubt. Dabei ist es wichtig, dass Du weiche, oder flüssige Nahrung vermeidest, selbst, wenn gerade die besonders gut „rutscht". Zusätzlich sollten auf deinen Speiseplan täglich Milchprodukte, Obst und Gemüse, feines Vollkornbrot, Kartoffeln, Nudeln oder Reis stehen.

Dabei solltest Du die eiweißreichen Lebensmittel (Milch, Käse, Fisch, Eier) immer zuerst essen, erst dann Gemüse, Obst und Getreideprodukte. Sei vorsichtig bei Fleisch (Schwein, Rind). Es ist manchmal wegen seiner Faserigkeit schlecht verträglich. Zusätzlich gilt immer: Iss langsam! Deine Mahlzeit sollte mindestens 20 bis 30 Minuten dauern. Achte beim Essen auf das Völlegefühl und höre dann sofort auf. So vermeidest Du das Erbrechen nach der Mahlzeit.

Vermeide das „zwischendurch-essen", das sogenannte „grasen". Halte dich (wann immer es geht) an die regelmäßigen Essenszeiten und trink keine großen Flüssigkeitsmengen während des Essens oder kurz davor (ein Schluck Kaffee zum Frühstück ist natürlich in Ordnung). Größere Mengen Flüssigkeit solltest Du mit mindestens 30 Minuten zeitlichen Abstand zur Mahlzeit zu dir nehmen. Selbst wenn es schwer fällt, solltest Du täglich ungefähr 2 Liter stilles (Mineral-) Wasser, oder ungesüßte Kräuter- und Früchtetee trinken. Kohlensäurehaltige Getränke wirst Du in der Regel schlechter vertragen.

Vermeiden solltest Du nach Möglichkeit jede Form von flüssiger Energie, wie z.B. Cola und Limonaden, Säfte und Alkohol, denn sie vermitteln dir kein Sättigungsgefühl, obwohl sie einen sehr hohen Energiegehalt haben.

Alle fettreichen Lebensmittel sind tabu, denn sie können zu Blähungen, Unwohlsein und Durchfällen führen. Außerdem wirst Du wieder an Gewicht zulegen und das ist ja nun wirklich nicht Sinn der Sache. Gleiches gilt für zuckerreiche Lebensmittel, denn die können zum Dumping-Syndrom führen. Das ist eine sogenannte Sturzentleerung in den Darm, die zu Übelkeit, Erbrechen, Durchfall, Schweißausbrüchen und Schwindel führen kann und nicht wirklich angenehm ist.

Du kannst sicher sein, dass dein Magenbypass nutzlos ist, wenn Du die Ernährungsvorschriften nicht beachtest, denn dein Erfolg bezüglich einer deutlichen Gewichtsreduktion hängt langfristig von der Änderung deines Lebensstils in Bezug auf Ernährung und Bewegung ab!

Lebensmittel-Tipps

Zuerst einmal etwas Grundsätzliches: Fett macht fett! Das gilt auch und gerade für das versteckte Fett. Deshalb empfehle ich dir, besonders zurückhaltend zu sein bei jeder Art von Wurst, die sich leicht auf deinem Brot verstreichen lässt, wie z.B. Teewurst und Leberwurst. Doch auch bei Salami, Bock- und Bratwürstchen ist absolute Vorsicht geboten, da sich Unmengen von Fett darin verstecken.

Iss stattdessen lieber magereren Schinken bzw. Kochschinken, Bratenaufschnitt, Putenbrust, Putensülze, Corned beef, Salami von „Go Light“ (6g Fett auf 100 g), Leberwurst von „Go Light“ (3g Fett auf 100 g), Bockwürstchen von „Go Light“ (2,9g Fett auf 100 g).

Alles, was paniert und frittiert ist, solltest Du in Zukunft meiden. Ich spreche von Pommes Frites, Fischstäbchen, Bratkartoffeln und all den mit Fett vollgesogenen Dickmachern.

Versuche lieber, das Fleisch oder den Fisch zu grillen, zu dünsten, oder zu dämpfen. Eine Panade solltest Du deiner Figur zuliebe weglassen. Pommes Frites muss man übrigens nicht frittieren, sondern kann sie fettfrei im Backofen selber machen. Die schmecken auch und sind viel gesünder.

Hier noch ein guter Tipp für Suppen- und Soßen-Fans: Falls auf der Suppe oder Soße, die Du gekocht hast Fettaugen schwimmen, kannst Du sie kalt (und somit fest) werden lassen, um sie dann abzuheben.

Beim Umgang mit Butter, Margarine und Bratfetten solltest Du in Zukunft ohnehin sehr zurückhaltend sein. Wenn Du schon Fett in dieser Form verwenden musst, dann nimm möglichst wenig, am besten becel oder Bertolli, Raps- oder Olivenöl. Du kannst dein Brot natürlich auch mit etwas anderem bestreichen, z.B. mit Frischkäse, Magerquark, Senf, fettarmer Salatcreme oder mit Tomatenmark. Das alles hilft dir jede Menge Fett zu sparen.

Nimmst Du zu deinen Pommes gern Mayonnaise oder Remoulade? Du solltest bedenken, dass sich darin bis zu 80% Öl verstecken und deshalb lieber zu den fettreduzierten Produkten mit nur 3%- bis maximal 10% Fett greifen.

Beim Käse achte bitte darauf, dass Du fettarme Sorten kaufst. Grundsätzlich keinen Fehler machst Du bei Harzer-Käse, oder bei den meisten fettreduzierten Sorten. Und lass dir die Scheiben an der Käsetheke ruhig extra dünn abschneiden. Das schont deinen Geldbeutel und erspart dir zusätzlich jede Menge Fett.

Bei Milch und vielen Milchprodukten bist Du generell auf der Siegerseite, wenn sie maximal 1,5% Fett enthalten. Statt Schmand oder Creme fraîche versuch es mal mit saurer Sahne, denn die hat weniger Fett.

Natürlich schmecken dir Sahnesaucen besonders gut. Deshalb bist Du ja auch besonders dick geworden (kleiner Scherz). Anstelle solcher Fettbomben kannst Du als Soße allerdings auch fettarme Milch, Joghurt oder Sauerrahm nehmen (mit Gewürzen verfeinern).

Belohnst Du dich gelegentlich mit Süßigkeiten, Nussnougatcremes, wie z.B. Nutella o.ä., oder anderen Naschereien? Verschwinden abends beim Fernsehen schon mal eine Tüte

Chips, oder Erdnüsse auf Nimmerwiedersehen? Ich sage dir, das ist alles ganz menschlich und glaube mir, - ich weiß wovon ich rede. Doch nimm in Zukunft lieber Weingummi, Lakritze, Salzstangen, Russisch Brot, oder Obstsalat. Das schmeckt auch und hat deutlich weniger Fett. Probiere auch mal Käse- Quark- oder Joghurtcremes.

Großalarm sollte es bei dir geben, wenn dich jemand zu Blätterteig-Gebäck, Mürbeteig-Kuchen und Rührkuchen mit Zutaten wie Mandeln, Sahne, Buttercreme, Nuss- und Mohnfüllungen verführen will. Wenn schon Kuchen, dann bitte Hefeteig, Quark-Öl-Teig, Strudel-Teig, oder Biskuitteig mit Obst-Belag.

Auch bei Fertiggerichten und fertigen Salatdressings solltest Du sehr vorsichtig sein. Achte immer auf die Nährwertangaben und Zutatenliste, die dir wichtige Hinweise auf den Fettgehalt geben. Es ist ohnehin besser, selber zu kochen und die Mahlzeiten dann portionsweise einzufrieren.

Vergiss nie: Rund 97% des aufgenommenen Fettes geht direkt in deine Fettspeicher, das heißt, an deinen Bauch und an deine Hüften! In der Praxis bedeutet das, dass Du 7.000 kcal einsparen musst, um ein einziges Kilo Körpergewicht (Fett) abzunehmen.

Nun noch einige Bemerkungen zum Thema Eiweiß, weil es besonders wichtig für den Aufbau und Erhalt unseres Körpers ist (besonders für die Muskeln, Enzyme, Hormone usw.). Eiweiße bestehen aus einzelnen Bausteinen, den Aminosäuren und befinden sich in allen Zellen des menschlichen Körpers (1g Eiweiß = 4 kcal). Tierische Eiweiße befinden sich hauptsächlich in Fleisch, Fisch, Eiern und Milchprodukten. Pflanzliche Eiweiße befinden sich hauptsächlich in Getreideprodukten, Gemüse und Reis.

Leider essen wir hier in Deutschland entschieden zu viel tierisches Eiweiß. Wurst und Fleisch sind zwar eine gute Eiweißquelle, haben aber den Nachteil, dass sie viel Fett enthalten. Deshalb ist pflanzliches Eiweiß besser!

Es gibt einige Besonderheiten, die bei Eiweißlieferanten zu beachten sind. So ist Milch ein Nahrungsmittel und kein Getränk bzw. Durstlöscher und sollte, genau wie Joghurt und Quark maximal 1,5% Fett enthalten.

Schnittkäse solltest Du dir am Käsetresen extra dünn abschneiden lassen und die jeweilige Sorte sollte maximal 17% Fett absolut enthalten. Bei Frischkäse sollten es sogar nur maximal 8% Fett absolut sein. Bedenke auch, dass Butter und Sahne wegen des hohen Fettgehalts zu den Fetten zählen.

Geflügelfleisch dagegen ist sehr fettarm, allerdings Vorsicht bei der (ach so leckeren) Haut! Hackfleisch, Bock- und Bratwürstchen zählen wegen des hohen Fettgehalts nicht zu den Fleischprodukten, sondern auch zu den Fetten (Ausnahme: Go Light Würstchen und schieres Schabefleisch/Tatar). Vorsicht bei der Zubereitung! Paniertes oder Frittiertes zählt wegen des hohen Fettgehalts ebenfalls zu den Fetten.

Kleine Belohnungen

Tolle Geschichten kann man dann erleben, wenn die Kilos sichtbar gepurzelt sind. Eine dieser lustigen Begebenheiten trug sich vor der Anwaltskanzlei meiner Tochter Monique zu. Kai ist ein großgewachsener, überaus charmanter Mann, der als Strafverteidiger gemeinsam mit ihr als Anwältin diese Kanzlei betreibt. Wir kennen und schätzen uns seit vielen Jahren, hatten uns allerdings zu jenem Zeitpunkt, aufgrund seines Urlaubes, einige Wochen nicht mehr gesehen. In diesem Zeitraum hatte es einige Veränderungen bei mir gegeben: Mein Gewicht war von 110 Kilogramm auf 95 Kilogramm gefallen, ich hatte mir neue Klamotten zugelegt und mir meinen Vollbart abrasiert. Die Bart-ab-Rasur hatte ich mir bereits vor Wochen für den Fall vorgenommen, dass ich die hundert Kilogrenze unterschreiten würde.

Es war also am frühen Vormittag eines sonnigen Frühsommertages, als ich das Auto auf dem Besucherparkplatz des Anwaltsbüros abstellte, um meine Tochter zu besuchen. Ich musste genau an dem weit geöffneten Fenster der im Parterre liegenden, kanzleieigenen Teeküche vorbei, in der Kai sich gerade einen Kaffee bereitete. So blieb ich stehen, sah ihn lächelnd an, sagte „Guten Tag“ und streckte ihm dabei meine Hand zum Gruß entgegen. Völlig überrascht und wie angewurzelt stand er da. Alles Blut schien seinen Kopf schlagartig zu verlassen. Er war plötzlich kalkweiß im Gesicht und ich bemerkte, dass er fieberhaft zu überlegen schien, wer ich denn wohl sein könnte. Nach einigen, endlos scheinenden Augenblicken fragte ich lächelnd:

„Na, - wer bin ich?"

Jetzt kam wieder Farbe in sein Antlitz. Sein Herz schien das zuvor aus dem Kopf herausgestürzte Blut mit aller Macht wieder hineinzupumpen, so dass sein Gesicht nun knallrot wirkte, als er reagierte:

„Ich, - ich kenne Sie!"

„Und, - wer bin ich nun?" fragte ich nun etwas provokativ zurück.

„Sie, - Sie sind der jüngere Bruder von Herrn Iddings, dem Vater meiner Kanzleipartnerin", antwortete Kai – nun mit der schlafwandlerischen Sicherheit eines absolut überzeugten Strafverteidigers, dem soeben eine unwiderlegbare, todsichere Verteidigungsstrategie eingefallen war.

Ich muss sagen, dass mir das runterging, wie besonders wohlschmeckendes Olivenöl. Mit großem Vergnügen und tiefer innerer Zufriedenheit klärte ich ihn auf, dass ich nicht mein jüngerer Bruder war, sondern Benny höchstpersönlich.

☺

Oder beim samstäglichen Einkauf im Supermarkt, bei dem die Frau, mit der ich seit mehr als 42 Jahren zusammen bin, nach dem „dicken"-, dem „alten" Benjamin suchend, an mir vorbeilief, als ob ich ein Fremder wäre. Es passierte mehrmals, dass sie dann nach einigen Metern verwirrt stehen blieb und rief: „Benny!", weil sie mich zwischen irgendwelchen Regalen vermutete. Dann stand ich allerdings inzwischen meist direkt hinter ihr, stupste sie auf die Schulter und antwortete leise: „Hier bin ich, mein Schatz." Ihr Kopf fuhr dann jedes Mal herum und sichtliches Erschrecken wich augenblicklich einem erleichterten Lächeln: „Da bist Du ja! Ich hatte tatsächlich ganz vergessen, dass Du jetzt ganz anders aussiehst." Dann fügte sie augenzwinkernd hinzu: „Ich habe halt nach meinem Dicken gesucht."

Ein weiteres Mal amüsierte ich mich köstlich, als wir neulich zur Goldenen Hochzeit einer Tante meiner Frau eingeladen waren. Die meisten ihrer Verwandten, die ich bereits seit über 40 Jahren kenne, hatten mich lange nicht gesehen und wussten auch nicht, dass ich so gravierend abgenommen hatte. Die Begrüßung verlief ungefähr folgendermaßen:

Die beste aller Ehefrauen und ich standen zwischen einigen anderen wartenden Gästen auf dem Vorplatz zur Kirche, in der in wenigen Minuten ein Gottesdienst zu Ehren des Gold-Paares stattfinden sollte. Da kamen Onkel Heinrich und Tante Elfriede, soeben angereist und vom nahen Parkplatz kommend, zielstrebig auf uns zugelaufen. Sie begrüßten meine liebe Frau mit der ihnen eigenen überschwänglichen Herzlichkeit. Umarmung, Bussi Bussi, das Festhalten der Hand der Begrüßten, sowie einige freundliche Worte gehörten genauso dazu, wie ihr absolut charmantes und gewinnendes Lächeln. Dann wandten sie sich zu mir und ich erwartete eigentlich eine ähnlich herzliche Begrüßung. Doch als ich gerade ansetzen wollte, um ein paar Freundlichkeiten zu sagen, waren sie – nach einem kurzen Händeschütteln und einem eher unpersönlichen „Guten Tag“ bereits an mir vorbei, um sich einer links neben mir stehenden weiteren Nichte, in bekannt herzlicher Weise zuzuwenden. Sie hatten mich tatsächlich nicht erkannt und hielten mich für einen Fremden.

Nachdem sie sich dann etwas später bei meiner Schwiegermutter, mit dem Hinweis auf den vermeintlich „fremden“ Mann an Gertrauds Seite, besorgt erkundigt hatten, ob diese denn von ihrem Benny geschieden sei, kamen Beide schließlich ungläubig lächelnd zu mir, nahmen mich in den Arm und sagten:

„Wir haben dich vorhin wirklich nicht erkannt.“

Oder auch neulich, als wir nach dem sonntäglichen Gottesdienst noch mit einigen Freunden zusammen standen und ich Carmen, die Tochter eines Bekannten, zufällig entdeckte, die sich gerade angeregt mit einer Freundin unterhielt. Aus dem ehemals kleinen Mädchen, mit dem ich noch vor einigen Jahren „hoppe Reiter“ gespielt hatte, war inzwischen eine hübsche junge Frau geworden. Sie studiert zurzeit in Freiburg und wir hatten uns tatsächlich eine ganze Weile nicht mehr gesehen. Erfreut ging ich auf sie zu, nahm sie in den Arm, begrüßte sie herzlich und sagte ihr, dass sie toll aussähe. Die unvermittelte körperliche Nähe ließ sie merklich verkrampfen und an ihrem erschreckt fragendem Blick erkannte ich sofort, dass sie nicht wusste, wer ich bin und wie sie reagieren sollte. So ließ ich sie mit ihrer Freundin wieder allein, die die Situation erfasst hatte und sich ein Lächeln nicht verkneifen konnte.

Augenblicke später kam Carmen dann zu mir herüber, nahm mich in den Arm und erklärte, dass sie sich erst mal erkundigen musste, wer ich denn wohl sei. Meine Stimme sei ihr zwar irgendwie bekannt vorgekommen, doch aufgrund des so stark veränderten Äußeren wäre sie „nie im Leben" darauf gekommen, dass ich Benny sein könnte. Wir haben herzlich gelacht.

☺

Gerade vor zwei Wochen, an einem Sonntagvormittag, besuchte ich gemeinsam mit der besten aller Ehefrauen eine Vortragsveranstaltung in Hannover. Wir wussten, dass wir dort einige alte Bekannte treffen würden, die wir lange nicht gesehen hatten und ich war sehr gespannt, ob sie mich erkennen würden. Im Saal waren ungefähr 80 Besucher versammelt und wir suchten uns einen Platz in der 3. Reihe am Mittelgang. Andreas, einer meiner Bekannten, ist ein ausgebildeter Medien-Mann und war bei dieser Veranstaltung für die Technik zuständig. Er war bereits mehrmals geschäftig an mir vorbeigelaufen, ohne mich zu bemerken und obwohl sich bei diesen Gelegenheiten unsere Blicke wie zufällig kurz trafen, reagierte er nicht. Erst als ich ihn provokativ anzustarren begann, funkte es offensichtlich in seinem Kopf und er kam mit ungläubigem Blick zu uns herüber:

„Bist du das, Benny? Ich habe dich gar nicht erkannt und war mir auch nicht sicher, als du mich so angestarrt hast. Erst, als ich Gertraud neben dir sitzen sah, dämmerte es mir, dass du das sein könntest. In der Stadt wäre ich garantiert an dir vorbei gelaufen."

Wir verabredeten uns für das Ende der Veranstaltung auf einen Kaffee und konnten uns dann noch ausgiebig über den „neuen Benjamin Paul“ unterhalten.

Keine 5 Minuten später machte mich die beste aller Ehefrauen darauf aufmerksam, dass ein weiteres „bekanntes Gesicht“ den Saal betreten hatte: Kamilla mit ihrer kleinen, sechsjährigen Tochter Elisabeth, zu der ich ein besonders herzliches Verhältnis habe. Kamilla war mit ihrem Mann und den Kindern vor einigen Monaten aus arbeits-technischen Gründen von Braunschweig nach Hannover umgezogen und setzte sich nur drei Reihen hinter uns hin. Die kleine Elisabeth stand direkt neben ihr. Das zauberhafte kleine Mädchen ist wohl das, was man gemeinhin mit „ein kleiner Sonnenschein“ bezeichnet. Ich lernte sie vor ungefähr zwei Jahren bei unseren sonntäglichen Gottesdienst-Besuchen in Braunschweig kennen und im Laufe der Zeit waren wir beide „Freunde“ geworden. So drehte ich mich denn auch zu ihr um, blickte aber ganz bewusst an ihr vorbei, als ob ich irgendetwas hinter ihr beobachten würde. Zu meiner großen Überraschung passierte nun Folgendes: Die Kleine guckte mir unvermittelt direkt in die Augen, stutzte nur ganz kurz und fragte dann:

„Bist du das, Benny?“

Ohne meine Antwort abzuwarten machte sie zwei oder drei kleine Sätze auf mich zu, sprang auf meinen Schoß und hing mir um den Hals, um mich abzuschmusen. Mir fehlten vor lauter Überraschung die Worte und ich drückte die kleine Maus fest an mich. Meine kleine Freundin, die sechsjährige Elisabeth, ist bis heute die Erste und Einzige, die mich tatsächlich auf Anhieb erkannt hat. Ihre Mama dagegen durchlebte – wie sie uns anschließend erzählte – ein echtes Gefühls-Chaos: Da fiel ihre kleine Tochter gerade plötzlich einem – für sie scheinbar – wildfremden Kerl um den Hals, sprang auf seinen Schoß herum und schmuste mit ihm. Die beste aller Ehefrauen hatte Kamillas innerliche Zerrissenheit allerdings sofort erkannt und konnte die Gedanken einer besorgten Mutter erraten. Deshalb gab sie sich nur Augenblicke später zu erkennen.

„Wir sind es, Kamilla. Mach dir keine Gedanken, - es ist Benny“, rief sie ihr über zwei Stuhlreihen zu, während sie auf ihre Tochter und mich deutete.

Ich selbst fragte meine kleine Freundin, wie es denn kam, dass sie mich sofort erkannt hatte.

„Na, - weil du doch der Benny bist!“ antwortete sie und in ihrem Tonfall erkannte ich, dass sie über meine „komische Frage“ erstaunt war.

Als ich nachhakte und sie darauf hinwies, dass ich doch jetzt nicht mehr dick sei, sondern ganz dünn, antwortete sie mir wie selbstverständlich:

„Ja, aber deine Augen sind doch wie immer, Benny. Die sind noch genauso, wie sie vorher waren.“

Sie sagte das im Brustton der Selbstverständlichkeit und signalisierte mir anschließend unmissverständlich, dass die Angelegenheit damit für sie erledigt war, indem sie sich meiner Gertraud zuwandte und das Thema elegant wechselte:

„Hast du vielleicht ein Bonbon für mich?“

Elisabeth wusste genau, dass die beste aller Ehefrauen für unsere kleinen Freunde immer irgendwelche Naschereien in ihrer Handtasche dabei zu haben pflegte. So war es auch dieses Mal.

Unzählige ähnliche Erlebnisse hatte ich inzwischen und ich prophezeie dir, - auch Du wirst ähnliches erleben. Freue dich darauf, denn das sind echte, zusätzliche Belohnungen, die sich als unvergessliche Anekdoten in deine Erinnerung einbrennen werden.

Nachwort von Dr. med. Hinrich Köhler

Wenn das Übergewicht krankhafte Ausmaße annimmt reden wir nicht mehr von einem Schönheitsmakel, sondern von einer ernst zu nehmenden aggressiven Erkrankung. Krankhaftes Übergewicht liegt vor, bei einem BMI über 35 kg/m².

In dieser Größenordnung stellen sich bereits häufig Folgeerkrankungen des Übergewichts ein, wie Diabetes mellitus, Bluthochdruck und Schlafapnoe. Aber auch Krebserkrankungen treten bei starkem Übergewicht deutlich häufiger auf. Für die Betroffenen selbst stehen jedoch oftmals die Einschränkungen des Alltags im Vordergrund.

Übergewicht ist ein äußerlich sichtbares Stigma, das in unserer modernen Leistungsgesellschaft ein enormes psychosoziales Handicap bedeutet. Das krankhafte Übergewicht wird von der WHO als Krankheit eingestuft und somit gibt es eine eindeutige Begründung und auch Empfehlung, diese Krankheit zu behandeln.

Lässt sich das Übergewicht mit herkömmlichen Methoden, wie Erhöhung der Bewegung und Reduktion der Nahrungsaufnahme nicht kontrollieren, gibt es eine Empfehlung zur Magenverkleinerung. Für diese Behandlung gibt es in Deutschland S3-Leitlinien mit höchstem wissenschaftlichen Empfehlungsgrad.

Welche Operation für welchen Patienten die Richtige ist, muss der Patient mit seinem Chirurgen individuell klären.

Seit den 1960-er Jahren ist weltweit der Magenbypass die häufigste angewendete Operation. Diese Operation führt bei Diabetikern in ca. 90 % zu einer vollständigen Rückbildung des Diabetes. Seit die Magenverkleinerungen durch Minischnitte durchgeführt werden, sind die Patienten wenige Tage nach der Operation voll belastbar und können in der Regel 4 – 5 Tage nach der Operation nach Hause entlassen werden.

Eine Magenverkleinerungsoperation hilft den Betroffenen nach erfolglosen Bemühungen der Gewichtskontrolle einmal über 1 - 2 Jahre richtig viel Gewicht zu reduzieren (ca. ¾ des Übergewichts). Danach ist der Betroffene jedoch selbst in der Verantwortung das Erreichte zu halten. Diese Operationen garantieren den Betroffenen nicht normales Gewicht bis zum Lebensende, sondern im Verlauf muss der Betroffene die körperliche Aktivität wieder erhöhen und seine Nahrung sorgfältig auswählen, sonst kann es auch Jahre nach einer Magenverkleinerung zu einem schleichenden Wiederanstieg des Körpergewichts führen. Über ¾ der Patienten hält jedoch langfristig ihr Körpergewicht in einem tolerablen Bereich und die Folgeerkrankung des Übergewichts bildet sich oftmals vollständig zurück.

Die Lebensqualität der Betroffenen erhöht sich nachweislich und mittlerweile 11 Studien konnten weltweit zeigen, dass Schwergewichtige nach Magenverkleinerung eine Lebensverlängerung erfahren. Es wird nicht nur die Lebensfreude, sondern auch die Lebenserwartung wieder normalisiert.

Für die Betreuung von Betroffenen mit schwerem Übergewicht ist ein interdisziplinäres Team aus Chirurgen, Ökotrophologen, Psychologen und Pflegepersonal erforderlich, um die

Patienten vor, während und nach einer Operation bestmöglich zu begleiten und langfristigen Problemen, wie Mangelsymptomen vorzubeugen. Nach Magenverkleinerung ist nicht etwa lebenslang eine Medikamentennahme erforderlich, sondern eine Nahrungsergänzung in Form von Vitaminen und Calcium.

In den letzten Jahren hat sich die Adipositaschirurgie erfreulicherweise in Deutschland so entwickelt, dass mittlerweile flächendeckend Adipositas-Zentren entstanden sind, um den betroffenen Patienten eine Anlaufstelle zur Beratung und Therapie zu ermöglichen, um diese aggressive Erkrankung dauerhaft vernünftig behandeln zu können.

Dr. med. H. Köhler

Adipositaszentren (zertifiziert) in Deutschland

Berlin:	**Vivantes Klinikum Spandau** Allgemein-, Viszeral- und Gefäßchirurgie Neue Bergstr. 6 13585 Berlin www.vivantes.de	E-Mail: info@vivantes.de Tel: 030/13013-2151 Fax: 030/13013-2154
Berlin:	**Klinik für MIC GmbH -** Allgemein- und Adipositas-chirurgie Kurstr. 11 14129 Berlin www.mic-berlin.de	E-Mail: klinik@mic-berlin.de Tel: 030/80988-212 Fax: 030/80988-188
Bonn:	**Ev. Kliniken Bonn gGmbH, Johanniter Krankenhaus -** Abteilung für Allgemein- und Viszeralchirurgie Johanniterstr. 3 - 5 53113 Bonn www.ek-bonn.de/de/johanniter-krankenhaus	E-Mail: info@ek-bonn.de Tel: 0228/543-2301 Fax: 0228/543-2311
Braunschweig:	**Herzogin Elisabeth Hospital** Chirurgische Klinik Leipziger Str. 24 38124 Braunschweig www.heh-bs.de/	E-Mail: chirugie@heh-bs.de Tel: 0531/699-2401 Fax: 0531/699-2490+

Dinslaken:	**Evangelisches und Johanniter Klinikum Niederrhein, Ev. Krankenhaus Dinslaken** Klinik für Chirurgie, Viszeral- und Gefäßchirurgie Kreuzstr. 28 46535 Dinslaken www.ejk.de	E-Mail: ulrike.feldkamp@ejk.de Tel: 02064/42-2300 Fax: 02064/42-2303
Dresden:	**Städtisches Krankenhaus Dresden-Neustadt** Klinik für Allgemein-/Viszeralchirurgie Industriestr. 40 01129 Dresden www.khdn.de	E-Mail: info@khdn.de Tel: 0351/8562302 Fax: 0351/8562349
Düsseldorf:	**St. Martinus-Krankenhaus -** Abteilung für Allgemein- und Viszeralchirurgie Gladbacher Str. 26 40219 Düsseldorf www.martinus-duesseldorf.de	E-Mail: info@martinus-duesseldorf.de Tel: 0211/917-1392 Fax: 0211/917-1393
Düsseldorf:	**Dominikus-Krankenhaus Düsseldorf-Heerdt GmbH -** Klinik für Allgemein,- Unfall- und Viszeralchirurgie Am Heerdter Krankenhaus 2 40549 Düsseldorf www.dominikus.de	E-Mail: info@dominikus.de Tel: 0211/567-2310 Fax: 0211/567-2309

Essen:	**Alfried Krupp Krankenhaus Steele** Klinik für Chirurgie II Hellweg 100 45276 Essen http://www.krupp-krankenhaus.de	E-Mail: info@krupp-krankenhaus.de Tel: 0201/805-1840 Fax: 0201/805-2184
Frankfurt/M.:	**Krankenhaus Sachsenhausen** Chirurgie und Unfallchirurgie Schulstr. 31 60594 Frankfurt/Main www.khs-ffm.de	E-Mail: info@khs-ffm.de Tel: 069/6605-1131 Fax: 069/6605-291131
Friesoythe:	**St.-Marien-Hospital -** Abteilung für Allgemein-, Unfall-/Viszeralchirurgie St.-Marien-Str. 1 26169 Friesoythe www.marienstift-friesoythe.de/st--marien-hospital	E-Mail: info@marienstift-friesoythe.de Tel: 04491/940-835 Fax: 04491/940-839
Fulda:	**Klinikum Fulda -** Klinik für Allgemein- und Viszeralchirurgie Pacelliallee 4 36043 Fulda www.klinikum-fulda.de	E-Mail: info@klinikum-fulda.de Tel: 0661/84-5611 Fax: 0661/84-5613
Gera:	**SRH Wald-Klinikum Gera -** Klinik für Allgemein-, Viszeral-/Kinderchirurgie Straße des Friedens	E-Mail: info@wkg.srh.de Tel: 0365/828-3101 Fax: 0365/828-3102

	07548 Gera www.waldklinikumgera.de	
Gräfelfinng:	**WolfartKlinik -** Abteilung für Allgemein- und Viszeralchirurgie Waldstr. 7 82166 Gräfelfing www.wolfartklinik.de/de/chirurgie	E-Mail: info@wolfartklinik.de Tel: 089/8587-400
Hamburg:	**Agaplesion Diakonieklinikum Hamburg** Chirurgische Klinik Hohe Weide 17 20259 Hamburg www.d-k-h.de/	E-Mail: info@d-k-h.de Tel: 040/5487-2101 Fax: 040/5487-2109
Hamburg:	**Asklepios Westklinikum** Chirurgische Klinik Suurheid 20 22559 Hamburg www.asklepios.com/adipositaszentrumhamburg	E-Mail: adipositaszentrum-hamburg@asklepios.com Tel: 040/8191-2400 Fax: 040/8191-2409
Hanau:	**St. Vinzenz-Krankenhaus Hanau gGmbH** Allgemein- und Viszeralchirurgie Am Frankfurter Tor 25 63450 Hanau www.vinzenz-hanau.de	E-Mail: info@vinzenz-hanau.de Tel: 06181/272-331 Fax: 06181/272-631
Hannover:	**DRK-Krankenhaus Clementinenhaus** Allgemein , Viszeral- &	E-Mail: info@clementinenhaus.de Tel: 0511/3394-3276

	Unfallchirurgie Lützerodestr. 1 30161 Hannover www.clementinenhaus.de	Fax: 0511/3394-3511
Karlsruhe:	**Städtisches Klinikum Karlsruhe gGmbH** Klinik für Allgemein-/Visceralchirurgie Moltkestr. 90 76133 Karlsruhe www.klinikum-karlsruhe.com	E-Mail: info@klinikum-karlsruhe.de Tel: 0721/974-2101 Fax: 0721/974-2119
Köln:	**St. Franziskus-Hospital -** Chirurgie I Allgemein- und Viszeral-chirurgie Schönsteinstr. 63 50825 Köln www.stfranziskus.de	E-Mail: info@st-franziskus-koeln.de Tel: 0221/5591-1031 Fax: 0221/5591-1034
Lohne:	**St. Franziskus Hospital Lohne** Abteilg für Allgemein-/Viszeralchirurgie Franziskusstr. 6 49393 Lohne www.krankenhaus-lohne.de	E-Mail: info@krankenhaus-lohne.de Tel: 04442/81-350 Fax: 04442/80-6972
Magdeburg:	**Universitätsklinikum Magdeburg A.ö.R.** Universitätsklinik für Allgemein-, Viszeral- und Gefäßchirurgie Leipziger Str. 44, Haus 60a 39120 Magdeburg	E-Mail: hans.lippert@med.ovgu.de Tel: 0391/67-15500 Fax: 0391/67-15570

	www.med.uni-magdeburg.de	
Ratingen:	**St. Marien-Krankenhaus GmbH** Abteilg für Allgemein-/Viszeralchirurgie Werdener Str. 3 40878 Ratingen web.smkr.de	E-Mail: info@smkr.de Tel: 02102/851-4225 Fax: 02102/851-4194
Recklinghausen:	**Klinikum Vest GmbH -** Klinik für Allgemein- u. Viszeralchirurgie Dorstener Str. 151 45657 Recklinghausen www.kk-recklinghausen.de	E-Mail: info@klinikum-vest.de Tel: 02361/56-3101 Fax: 02361/56-3197
Rostock:	**Klinikum Südstadt -** Klinik für Chirurgie Südring 81 18059 Rostock www.kliniksued-rostock.de	E-Mail: info@kliniksued-rostock.de Tel: 0381/4401 - 4000 Fax: 0381/4401 - 4099
Schwabach:	**Stadtkrankenhaus Schwabach gGmbH** Chirurgische Abteilung Regelsbacher Str. 7 91126 Schwabach www.stadtkrankenhaus-schwabach.de/medizin/chirurgie/fachabteilung-chirurgie/	E-Mail: info@khsc.de Tel: 09122/182-353 Fax: 09122/182-359
Tönning:	**Klinik Tönning, Klinikum Nordfriesland gGmbH -** Chirurgische	E-Mail: steffen.krause@klinikum-nf.de Tel: 04861/611-3310

	Abteilung Selckstr. 13 25832 Tönning www.klinikum-nf.de	Fax: 04861/611-3416
Tübingen:	**Universitätsklinikum Tübingen** Universitätsklinik für Allgemein, Viszeral- und Transplantationschirurgie Hoppe-Seyler-Str. 3 72076 Tübingen www.medizin.uni-tuebingen.de/allgemeine-chirurgie/	E-Mail: alfred.koenigsBenny@med.uni-tuebingen.de Tel: 07071/29-86620 Fax: 07071/29-5588
Villingen:	**Schwarzwald-Baar-Klinikum Villingen-Schwenningen GmbH** Klinik für Allgemein-, Viszeral- und Kinderchirurgie Vöhrenbacher Straße 20 78050 Villingen-Schwenningen www.sbk-vs.de	E-Mail: adipositas@sbk-vs.de Tel: 07721/93-3301 Fax: 07721 93-3399
Wesseling:	**Dreifaltigkeits-Krankenhaus Wesseling** Chirurgische Abteilung Bonner Str. 84 50389 Wesseling www.krankenhaus-wesseling.de/linkes-menue/unsere-fachabteilungen/chirurgie.html	E-Mail: info@krankenhaus-wesseling.de Tel: 02236 /77-276 Fax: 02236 /77-255

Würzburg:	**Universitätsklinikum Würzburg** Klinik und Poliklinik für Allgemein-, Viszeral-, Gefäß- und Kinderchirurgie Oberdürrbacher Str. 6 97080 Würzburg www.zom-wuerzburg.de/	E-Mail: spahn_y@klinik.uni.wuerzburg.de Tel: 0931/201-31001 Fax: 0931/201-31009
Zweibrücken:	**Evangelisches Krankenhaus** Abteilung für Gefäß-, Unfall- und Viszeralchirurgie Obere Himmelsbergstr. 38 66482 Zweibrücken www.lvim-pfalz.de	E-Mail: d.birk@evkhzw.de Tel: 06332/42-2120 Fax: 06332/42-2134

Stichwortverzeichnis

Über den Autor

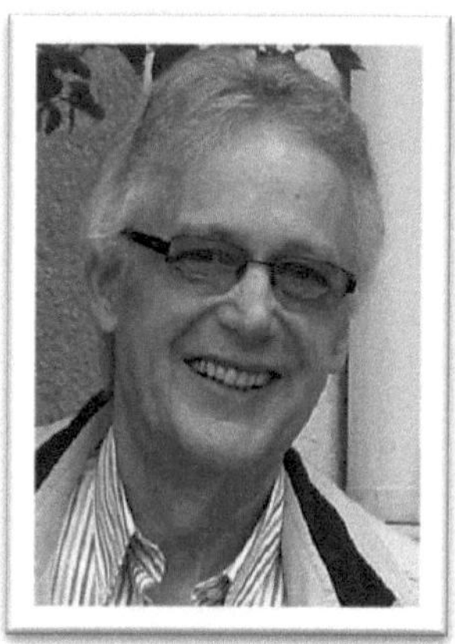

Benjamin Paul Iddings wurde 1952 in Niedersachsen geboren, ist seit 1973 verheiratet und Vater von zwei erwachsenen Kindern.

Er ist begeisterter Großvater und lebt seit 1989 mit seiner Ehefrau in Braunschweig, das zu seiner (Wahl)Heimatstadt wurde.

Der Autor hat neben diversen Essays, Drehbüchern und biographischen Aufzeichnungen Romane wie ‚Toby Thorsen und Lules Ende' und ‚Jenseits des Zorns' geschrieben. Im vorliegenden Buch berichtet er in schonungsloser Offenheit, aber immer mit einem Augenzwinkern und mit viel Humor, über seinen Weg vom adipösen Moppelchen zum Idealgewichtler.

Benjamin Paul Iddings ist Produzent zahlreicher TV-Magazine, Gründer und Leiter eines gemeinnützigen Vereins, sowie der Autorengemeinschaft Edition Scriptum BS.

www.iddings.de
benjamin.paul@iddings.de

Benjamin Paul Iddings

Jenseits des Zorns

Roman

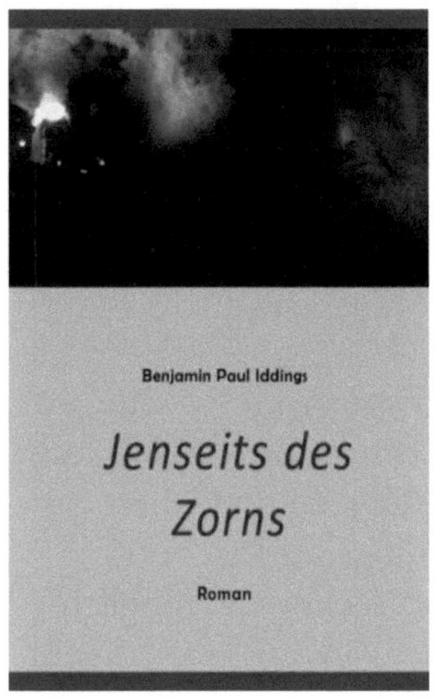

MENANDER Verlag
316 Seiten,
ISBN 978-3-944584-03-4
Preis: € 14,90

Eine trostlose Kindheit im miefigen Kleinstadtmilieu des Heidestädtchens Lönshausen der neunzehnhundertfünfziger Jahre, in der er und seine Geschwister unter den brutalen Attacken der tyrannischen Mutter und der kriminellen Gleichgültigkeit des kapitulierten Vaters litten, säte die Samenkörner der Minderwertigkeit und Resignation in seine junge Seele…

Die Diskussion über die unterschiedlichen Religionen treffen sich stets in einer einzigen Frage: Welche ist die einzig richtige? Solange es Glauben gibt, wird diese Frage nicht beantwortet werden können. Die Auseinandersetzungen werden dort besonders deutlich und schmerzhaft, wo sich unterschiedliche religiöse Vorstellungen mischen, wo Gläubige aus fremden Religionen in die eigene, vertraute Glaubenswelt eindringen. Die Konflikte, die daraus bis hinein in das familiäre Umfeld entstehen, können dramatisch sein...

Dieses Buch ist ein Warnruf!

www.menander-verlag.de

Die Abenteuer von Toby Thorsen…

Benjamin Paul Iddings

Toby Thorsen und Lules Ende

Ein phantastisches Krimi-Abenteuer

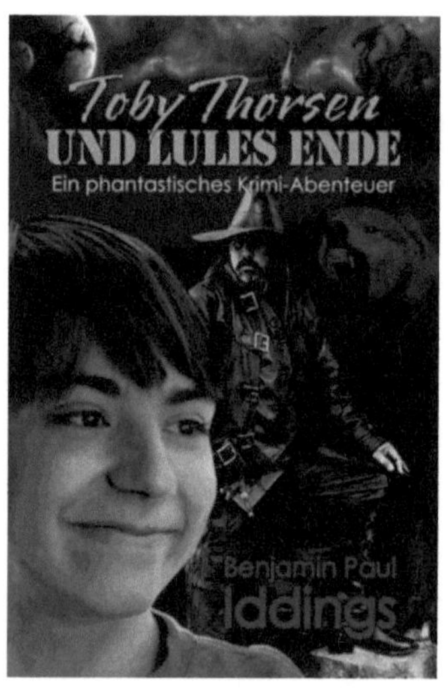

MENANDER Verlag
Romanzyklus Band 1
4. Auflage, 424 Seiten,
ISBN 978-3-944584-00-3
Preis: € 15,90

Keine ‚Fantasy-Geschichte' im herkömmlichen Sinne. Es geht nicht um Magie, Märchen und Übernatürliches. Allerdings verfügt Toby Thorsen über technische Möglichkeiten aus der Zukunft und erkennt Dinge, von denen wir alle irgendwie wissen oder vermuten, dass es sie tatsächlich gibt. Er ist ein Junge, dem mit vierzehn schon sehr große Verantwortung übertragen wird. Immer wieder muss er sich entscheiden, immer wieder wählen, zwischen Gut und Böse, zwischen richtig und falsch…

Dieses Buch raubt einem den Atem.
Spitzenunterhaltung!

www.**menander-verlag**.de

…in Deutsch und Englisch

Benjamin Paul Iddings

Toby Thorsen and Lule´s End

A fantasy-mystery adventure

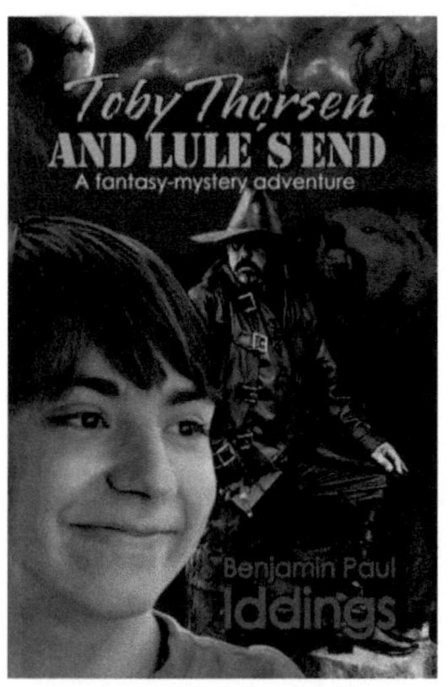

MENANDER Verlag
A series of novels
Vol. 1, 348 Pages,
ISBN 978-3-944584-01-0
Price: € 15.90

This is not a fantasy-story in the accepted sence. The main happenings do not deal with magic, fables, or the supernatural. Toby Thorsen isn´t a wizard´s apprentice.

Neverthele, he has access to technical possibilities from the future, and recognize things we all somehowor other know about, or presume that they do exist. He is not a daredevil, not a teller of tales. He's a fourteen-year-old boy a very early has to accept real responsibility. Therefore, he realised quickly that everything in life has two sides, fire and water, love and hate, good and evil - and even and again he has to make a decision.

This book takes one's breath. Top entertainment!

Danke

Als ich begann, dieses Büchlein zu schreiben, ging es mir so gut, wie lange nicht mehr. 75 Kilo weniger machen sich in jeder Beziehung positiv bemerkbar.

So möchte ich denn mit „Endlich dünn! – Abschied von 75 ungeliebten Kilos" danke sagen, - danke an die Ärzte, die mich berieten, operierten und anschließend betreuten, - danke an meine Krankenkasse, die das alles bezahlt hat, - danke an all die Menschen in meinem persönlichen Umfeld, die es mir leicht machten, die richtige Entscheidung zu treffen und – danke an meinen Freund Eberhard, der mich ermutigte, dieses Büchlein zu schreiben.